员工健康管理

国网浙江省电力有限公司培训中心　编

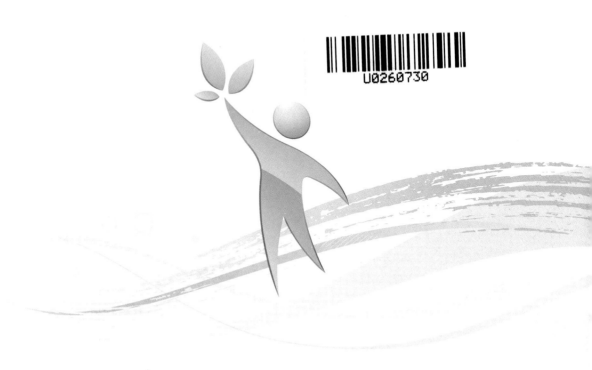

中国电力出版社
CHINA ELECTRIC POWER PRESS

内 容 提 要

为提升电网企业员工自我健康管理能力，倡导"每个人是自己健康第一责任人"的理念，普及健康知识与技能，改善员工生活方式，预防慢性疾病，提高健康素养，国网浙江省电力有限公司组织编写了《员工健康管理》。本书共分为七章，主要介绍员工健康管理知识、基本策略和健康风险评估；体适能与健康管理；运动锻炼与自我评价；平衡膳食与健康管理；行为习惯与健康管理；心理平衡、科学睡眠与健康管理、慢性病与身体活动等内容。

本书可作为国家电网有限公司员工的学习培训教材和工具书。

图书在版编目（CIP）数据

员工健康管理 / 国网浙江省电力有限公司培训中心编. —北京：中国电力出版社，2020.12
（2021.12 重印）

ISBN 978-7-5198-5048-7

Ⅰ.①员… Ⅱ.①国… Ⅲ.①职工－保健－基本知识 Ⅳ.①R161

中国版本图书馆 CIP 数据核字（2020）第 192853 号

出版发行：中国电力出版社
地　　址：北京市东城区北京站西街 19 号（邮政编码 100005）
网　　址：http://www.cepp.sgcc.com.cn
责任编辑：刘丽平　王蔓莉
责任校对：黄　蓓　王小鹏
装帧设计：郝晓燕
责任印制：石　雷

印　　刷：三河市万龙印装有限公司
版　　次：2020 年 12 月第一版
印　　次：2021 年 12 月北京第三次印刷
开　　本：710 毫米×1000 毫米　16 开本
印　　张：11.25
字　　数：204 千字
印　　数：9501—10000 册
定　　价：65.00 元

编委会

2017 年，党的十九大作出实施健康中国战略重大决策部署，强调坚持预防为主，倡导健康文明生活方式，预防控制重大疾病。2019 年 7 月，国务院发布《健康中国行动（2019～2030 年）》，提出实施健康知识普及、实施合理膳食、实施全民健身等 15 个专项行动任务，提出从以治病为中心转向以人民健康为中心，最大程度减少人群患病。倡导每个人是自己健康第一责任人的理念，强调慢性病防控的个人健康责任和作用以及开展自我健康管理的重要性。把提升健康素养作为增进全民健康的前提，根据不同人群特点，有针对性地加强健康教育与促进，让健康知识、行为和技能成为全民普遍具备的素质和能力，实现人民健康素养提升。

员工的健康关系人生和家庭的幸福，关系电网事业和企业的发展。长期以来，国家电网有限公司坚持以人为本，关心关爱广大员工，重视和加强医疗资源统筹，为广大员工提供健康服务，始终把员工作为企业最宝贵的财富。

为进一步加强员工健康管理，倡导健康促进理念，国网浙江省电力有限公司后勤工作部和培训中心历时两年，组织编写了《员工健康管理》教材。围绕健康管理基本内涵、健康运动、膳食平衡、吸烟、静坐少动和酗酒的危害、心理健康、特殊人群锻炼方法等方面，以员工易于听懂、读懂、乐于接受、便于践行为原则，充分借鉴国内外健康管理成果，突出电网企业特点，传播普及先进健康知识，内容丰富详实，语言通俗流畅，对进一步提高公司员工健康管理水平，实现员工与企业共同发展具有重要现实意义。

本书由国网浙江省电力有限公司后勤工作部统一组织，国网浙江省电力有限公司培训中心承担编写任务。在此对国网浙江省电力有限公司杭州供电公司、国网浙江省电力有限公司宁波供电公司、国网浙江省电力有限公司嘉兴供电公司的大力支持表示衷心感谢！对杭州师范大学的孟凡莉、沈歆和王大辉三位老师对教材的审定和修改表示衷心感谢！

编者

2020 年 10 月

目 录

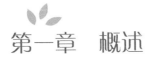

第一章 概述

本章讲述健康管理、员工健康管理的基本策略和健康风险评估等知识。

第一节 健康管理

一、健康管理的兴起与发展

距今 2000 余年时，中国传统中医学典籍《素问·四气调神大论篇》提出了"治未病"思想："圣人不治已病治未病，不治已乱治未乱，此之谓也。夫病已成而后药之，乱已成而后治之，譬犹渴而穿井，斗而铸锥，不亦晚乎？"意思是医术高明的医生能在病情潜伏之时掌握病情并早期治疗，若病患已经发生才给予治疗，就如同口渴了才挖井取水，临到打仗才铸造兵器，为时已晚。这种"上医治未病"的思想是中国古人对健康管理最精辟和朴素的概括。

健康管理（health management）一词由美国密西根大学 Eding tond 于 1978年提出。他成立的健康管理研究中心标志着现代健康管理的起步。随后，美国的医疗保险业推动了现代健康管理的发展。美国的医疗保险以商业保险为主，保险公司出于经济目的，希望购买保险的投保人尽量保持较好的健康状况，尽可能少看病，看小病，于是主动对投保的客户提供健康风险的预测和评估、健康教育和健康管理服务。

美国健康管理服务队伍包括医疗集团、医疗机构、健康促进中心、大中型企业、社区服务组织等，以提高健康生活质量、延长健康寿命、消除健康差距为目标，为大众提供各种形式、内容的健康管理项目及其相关服务，是美国医疗保健系统的一支重要力量。美国的健康管理一直处于世界领先水平，是健康管理应用、信息系统研发的引领者。

进入 20 世纪 90 年代，英国、德国、芬兰、日本等国家也相继效仿美国，逐步建立了不同形式的健康管理组织。英国政府特别重视社区健康服务在卫生事

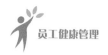

业中的地位，并在 2001 年推出一项为 60 岁以上老年人提供卫生服务的 10 年计划——NSFOP（The National Service Framework for Older People）。德国采用了美国的健康管理策略，对民众进行健康知识普及教育，建立多种健康管理组织形式，使更多的人得到健康服务，国民慢性非传染性疾病的患病率显著下降。日本建立了健康促进支持体系，健康组织形式丰富成熟，日本家庭普遍享有健康管理机构保健医师提供的长期跟踪健康管理服务。

二、中国健康管理的兴起

健康管理在中国兴起与快速发展的原因包括：①国际健康产业和健康管理行业迅猛发展；②中国社会经济持续发展、国民物质与精神生活不断改善与提高，健康物质文化与精神需求增加。1994 年，中国科学技术出版社出版的中国第一部《健康医学》专著中，将"健康管理"作为完整一章，首次表述了健康管理的概念与分类原则、实施方法与具体措施等。2007 年 7 月 28 日，中华医学会健康管理分会成立，同年 10 月，《中华健康管理学杂志》创刊发行；2011 年 1 月郭清教授主编的《健康管理学概论》是中国健康管理学科的第一本教材，明确了健康管理学科的知识体系；同年 9 月，中国首个健康管理学院于杭州师范大学成立；2012 年，"治未病与健康管理"成为国家中医药管理局"十二五"部级重点学科；2013 年杭州师范大学健康管理学院获批"移动健康管理系统"教育部工程研究中心。2013 年 12 月，杭州师范大学服务国家特殊需求博士人才培养项目"治未病与健康管理"获国务院学位委员会批准实施，标志着健康管理学科的本—硕—博三级人才培养体系构建完成。

2013 年，《国务院关于促进健康服务业发展的若干意见》（国发〔2013〕40 号）首次明确提出加快发展健康服务业，把提升全民健康素质和水平作为健康服务业发展的根本出发点、落脚点，其发展目标是到 2020 年，基本建立覆盖全生命周期、内涵丰富、结构合理的健康服务业体系；健康管理与促进服务水平明显提高；中医医疗保健、健康养老、健康体检等多样化健康服务得到较大发展。这是中国健康服务业发展的纲领性指导文件，明确了包括健康管理在内的健康服务业未来发展方向和广阔前景。

2017 年 1 月 22 日，国务院办公厅发布了《中国防治慢性病中长期规划（2017~2025 年）》（以下简称《规划》），这是首次以国务院名义印发慢性病防治规划，是贯彻落实全国卫生与健康大会精神、努力全方位、全周期保障人民健康的重大举措，对于全面建设小康社会、推进健康中国建设具有重大意义。

2019 年 7 月 15 日，国务院发布《国务院关于实施健康中国行动的意见》（国发〔2019〕13 号），提出了健康中国建设的目标和任务。党的十九大作出实施健康中国战略的重大决策部署，强调坚持预防为主，倡导健康文明生活方式，预防控制重大疾病。

三、健康管理概念

由于不同的专业视角的局限性，目前国内外有关健康管理的定义差异较大。大众普遍接受的定义为：健康管理是指以现代健康理念，即以生物、心理及社会适应能力为基础，在现代医学模式及中医思想指导下，应用现代医学和管理学知识，对个体或群体的健康进行监测、分析、评估，对健康危险因素进行干预、管理，提供连续服务的行为活动及过程，实现以最小的成本预防与控制疾病，以提高人群生存质量。

健康管理的宗旨是有效地利用有限的资源来达到最大的健康效果，其主体是经过系统医学教育或培训并取得相应资质的医务工作者，客体是健康人群、亚健康人群以及慢性非传染性疾病早期或康复期人群。健康管理的具体做法是提供有针对性的科学健康信息，创造条件采取行动来改善健康状况，重点是慢性非传染性疾病的预防和风险因素控制。健康管理服务的两大支撑点是信息技术和金融保险。健康管理的公众理念是"病前主动防，病后科学管，跟踪服务不可断"。健康管理的任务是防大病、管慢病、促健康。

四、中国居民的健康危险因素

近十几年来，中国居民的冠心病、脑卒中、恶性肿瘤和糖尿病等慢性病发病率呈不断上升的趋势，标化死亡率从 2000 年的 212/10 万增加到 2017 年的241.3/10 万，与同期欧美、日本等发达国家慢性病稳中有降的情况形成鲜明的对比。《中国 2 型糖尿病防治指南》（2017 年版）显示：中国 18 岁以上成人 2 型糖尿病发病率 10.4%，其中男性 11.1%，女性为 9.6%，60 岁以上的老年人糖尿病发病率均在 20% 以上。中国是糖尿病患病率增长最快的国家之一。中国居民慢性病的主要危险因素有不健康饮食、身体活动不足、长期的精神紧张和心理压力、吸烟、过量饮酒。这些危险因素与社会发展、文化、经济、环境和个体原因密切相关。

1. 超重和肥胖

随着生活水平的显著提高，中国国民超重和肥胖患病率也快速上升，中国已成为世界第二大肥胖国，目前中国已经有 3 亿人超重。BMI 大于 28 以上的肥胖人群现已突破 1 亿，肥胖率已突破 10%，其中城市成年人体重超重者已经

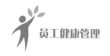

突破40%。据2010年全国疾病监测地区慢性病及危险因素监测结果显示，按照中国成人超重与肥胖判定标准，2010年18岁及以上居民超重率30.6%，肥胖率12%。更令人担忧的是，超重和肥胖已成为儿童和青少年突出的健康问题。儿童肥胖问题出现于20世纪90年代，从大城市、城郊向城乡地带扩展，到了2005年，城乡皆出现儿童超重和肥胖率急剧上升的情况。数据表明，全球儿童肥胖率2010年为6.7%，同期中国数据为8.1%，相比1985年的0.2%高出了近8个百分点。

2. 血脂异常

血脂异常是心、脑血管疾病的重要危险因素，2002年《中国居民营养与健康状况调查》首次获得的有代表性的中国人群血脂资料显示，我国成人血脂异常、患病人数达1.6亿，总患病率为18.16%。2010年全国调查显示，18岁以上男性、女性血清总胆固醇（TC）≥6.22mmol/L的患病率分别为3.4%和3.2%，血清甘油三脂（TG）≥2.26mmol/L的男、女患病率分别为13.8%和8.6%，在血脂异常患者中，50%患有高血压，37.5%患有冠心病，超过30%患有外周动脉疾病。

3. 不健康的生活方式

膳食不合理、身体活动不足及吸烟是造成多种慢性病的三大行为危险因素。

（1）膳食不合理。在中国经济迅速发展，食物供应不断丰富的20年中，人们偏离平衡膳食的食物消费行为日益突出，主要表现为肉类和油脂消费增加和谷类食物消费的明显下降，食盐摄入量居高不下。

（2）身体活动不足。随着中国工业化进程的加快和生活方式的改变，中国居民身体活动不足的问题日益突出，而人们自主锻炼身体的意识和行动并未随之增加。2000年全国体质调研结果表明：中国居民每周参加3次以上体育锻炼的比例不足三分之一，30~49岁的中年人锻炼最少。

（3）吸烟。全球每年因吸烟死亡的人数高达600万。中国是烟草生产和消费大国，生产和消费均占全球1/3以上。根据2010年全球成人烟草调查中国项目报告，15岁以上烟民有3.56亿，被动吸烟者7.38亿。每年因吸烟相关疾病所致死亡人数超过100万，如对吸烟流行状况不加以控制，预计至2050年，每年因吸烟死亡人数将突破300万。

第二节　员工健康管理知识

一、员工健康管理概念

员工健康管理就是要学习掌握健康知识和科学健身方法，提高健康意识，结合自身健康状况，对健康危险因素进行健康干预和管理的全过程。员工健康管理的主体是员工自己，个人自己健康是第一责任人。因此，要学习健康知识，掌握科学的健身方法，提升自我健康素养，养成良好的行为和生活习惯，能够识别、干预和管理健康危险因素，通过行为和生活方式进行健康管理，预防疾病，实现健康生活。

健康管理是以控制健康风险因素为核心。一般将慢性病的危险因素分为可变的行为危险因素和不可变的行为危险因素两大类。其中，可改变的行为危险因素如果没有得到有效控制，会进一步演变为中间危险因素并导致各种慢性病的发生。之所以称之为中间危险因素，是因为它们既是可改变危险因素和不可改变危险因素共同作用带来的异常结果，也是导致多种慢性病发生的直接危险因素，换言之，中间危险因素既是上游危险因素的结果，也是下游疾病的原因。慢性病不可改变的危险因素包括年龄、性别、种族、遗传；慢性病可改变的危险因素主要为吸烟、过量饮酒、不合理膳食、缺乏身体活动、不良心理精神因素以及自然和社会环境因素等；中间危险因素主要包括高血压、高血糖、血脂异常、超重或肥胖等。

按照以上员工健康管理的概念，员工健康管理的目标包括：

（1）掌握健康知识和科学的健身方法。

（2）养成健康行为生活方式。

（3）减少健康危险因素。

（4）预防慢性疾病。

（5）通过行为和生活方式管理消除危险因素。

（6）增强体质，提高健康素养。

二、员工的健康危险因素

电网企业有近 70% 的一线员工，主要包括带电作业工、变电检修工、变电运维工、送电线路工等工种，他们担负电网建设、电网改造、设备维修、电力检修和抢修任务，通常在野外爬电线杆、高空作业，带电作业，早出晚归，每天高强度工作，体力消耗大。适当的体力劳动对健身是有益的，每周能量消耗符合 ACSM 推荐的成年人的合理运动量。但是，白天体力消耗大，条件艰苦，

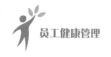

如果晚上到家大吃大喝，也容易造成肥胖。因此，这部分一线员工需要平衡膳食。

电网企业还有近30%的行政管理人员。他们在办公室或者供电营业厅里办公，存在体力活动不足、静坐少动等健康风险隐患。因此需要提高这部分员工的健康意识，提升他们的健康素养，使他们养成健康行为生活方式，如积极开展有氧运动锻炼、提高健康体适能，加强合理膳食，预防慢性疾病的发生，维护员工健康水平。

员工的体重超重与肥胖现象严重，如某家单位2019年370名员工体检汇总数据显示，体重超重比例为32.18%，肥胖率为21.62%，体脂率超标比例为42.97%（男性的体脂大于20%，女性的体脂大于30%），高血脂症占比高达45.14%，脂肪肝高达45.41%。因此，电网企业员工存在比较严重的慢性病健康危险因素，健康管理刻不容缓。

三、员工健康管理的知识架构

电网员工健康管理的知识架构如图1-1所示。纵向是掌握健康知识，采取干预措施；横向是进行健康风险因素评估和运动锻炼的自我评价。健康的四大基石是适量运动、平衡饮食、戒烟限酒和心理平衡。

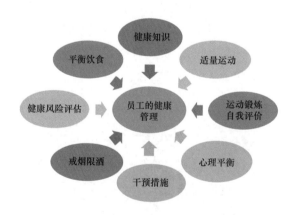

图1-1　电网员工健康管理知识结构

健康知识：员工应掌握慢性病的预防知识、科学锻炼的方法，能够对健康风险进行识别、干预和管理，掌握一般健康风险因素的标准、健康体适能管理方法、中等运动强度和较大运动强度有氧锻炼靶心率的区间，能够估算人体能量的消耗与摄取，能够平衡饮食，自我调节心理压力和养成良好睡眠习惯等。通过行为生活方式管理，减少健康风险，预防慢性疾病。

适量运动：适量运动是生活方式管理最重要的内容，是健康管理的基本策略，是慢性病管理的基本方法。员工经常性地从事身体活动有助于降低胆固醇水平，降低罹患心脏病的危险，缓解高血压，也有助于降低其他慢性疾病（如 2 型糖尿病和脑卒中）的发生概率。员工应掌握健康体适能管理方法，经常性开展中等强度有氧运动锻炼，掌握一项到几项能够伴随终身运动锻炼技能，如篮球、羽毛球、网球、游泳、自行车、走路和慢跑等，其中最简单实用的锻炼方法就是走路和慢跑。

平衡饮食：平衡膳食有助于控制慢性疾病的多种危险因素，保持恒定理想体重、预防疾病和摄入充足、平衡的多种营养素。应避免摄入过多能量、脂肪和盐等，摄入食物的种类尽可能地多。应摄入丰富的谷类、蔬菜、水果和豆类（植物性食物中富含膳食纤维和多种营养素，而且脂肪含量较低，不含胆固醇），饮食应注意低脂、低胆固醇、低盐和低糖。

戒烟限酒：员工应掌握吸烟和酗酒对健康的危险性。吸烟增加罹患严重肺部疾患、癌症、心脏病、脑卒中和其他慢性病的危险。吸烟越多，危险性就越大。酗酒会暂时性地使血压升高，导致高血压。饮酒过多会引起其他一些健康问题，例如肝病和胰腺疾病、脑部和心脏损害，并使发生多种癌症的危险性增加。

心理平衡：员工掌握缓解心理压力的方法。压力是面临挑战和需求时机体的体能、精神和感情方面的综合反应。不及时缓解的压力会增加脑卒中、心脏病和其他慢性疾病（如偏头痛、过敏、哮喘和背痛）发生的概率。压力能够暂时性地使血压升高，若是这种状况持续较长时间，就会导致高血压。对自身压力能够充分认识并通过合理而健康的途径及时给予缓解，就可以极大地减轻压力造成的后果。

健康意识：要有"治未病"的健康理念，预防比治疗更好，不要到了生病才意识到锻炼身体的重要性。受当今医疗技术水平的限制，目前冠心病、高血压、糖尿病等慢性病尚无法治愈，只能缓解症状，因此，对付这些疾病仍然必须采取预防为主的方针。

四、员工健康管理的基本步骤

员工健康管理是一种前瞻性的疾病预防模式，能以较少的投入获得较好的健康效果。健康管理包括学习掌握健康知识、了解健康状况、开展健康风险评估、开展健康干预和效果评价五个步骤。

1. 学习健康知识

慢性病的发生、发展阶段为：正常健康人→低危人群→高危人群（亚临床状

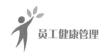

态）→疾病→并发症。从任何一个阶段实施干预，都将产生明显效果，但干预越早效果越好。慢性病是一种难以治愈但可以预防的疾病，因此需要树立正确的健康观需要掌握慢性病预防知识、健康的行为生活方式方法，掌握提高体适能方法，提高心肺机能的运动方法、有氧运动锻炼方法、阻抗练习锻炼肌肉力量方法，了解平衡膳食方法、体力活动与能量的消耗关系、亚健康的干预措施、改善睡眠质量手段和方法等。

2. 了解健康状况

通过健康体检采集信息，为下一步制订健康管理计划、实施有效的健康维护做准备。个人健康信息包括个人一般情况（性别、年龄等），目前健康状况和疾病家族史、生活方式（膳食、体力活动、吸烟、饮酒等），体格检查（身高、体重、血压等）和血、尿实验室检查（血脂、血糖等）。建立个人或群体健康档案，为后续工作提供指导。

3. 开展健康风险评估

对个人的健康状况及未来患病或死亡的危险性进行评估，其主要目的是帮助个体综合认识健康风险，鼓励和帮助人们纠正不健康的行为和习惯，制订个性化的健康干预措施。患病危险性的评估也被称为疾病预测，是慢性病健康管理的技术核心。根据健康风险因素进行健康风险分层，一般分为低危、中危和高危，在健康风险分层的基础上，为个体制订健康计划；以可以改变或可控制的指标为重点，提出健康改善的目标，提供个体行动指南和相关的健康改善模块。

根据员工生理指标、风险分层、运动基础、运动爱好、运动环境制定个性化的健康管理计划运动处方，内容包含运动项目、运动时间、运动强度、每周运动量、运动饮食、心理调节以及能量消耗和摄取等。

4. 开展健康干预

健康干预是指对影响健康的不良行为生活方式、导致不良健康状态的危险因素进行处置的措施和手段，包括健康咨询与健康教育、营养与运动干预、心理与精神干预、健康风险控制与管理以及就医指导。通过健康风险评估，进行风险分层，制定健康管理计划，开展健康危险因素干预。

根据健康风险分层，低危的员工可以参加任何强度的运动锻炼；中危的员工参加较大运动强度锻炼时需要咨询医生或者经过运动测试后，在医生或者健康管理师的指导下才能参与；对于高危员工参加中等运动强度锻炼，需要咨询医生或者经过运动测试后，在医生或者健康管理师指导下才能参与。根据个体的健康危险因素程度，设定个人目标，制定个性化的健康干预措施，以改善员工的健康状况。

5. 效果评价

效果评价包括主观评定和生理生化指标评定。主观评定指通过运动锻炼过程中健身者的心情、自我感觉及运动后的睡眠状况、食欲状况、精神状态等来评定运动锻炼效果；生理生化指标评定的内容为运动处方实施后脉搏、血压、血脂、心电图、体重、心肺耐力、肌肉力量等指标的变化。

第三节　员工健康管理的基本策略

一、危险因素的分层与疾病的关系

危险因素分层与疾病的关系如图 1-2 所示。危险因素依据可否干预分为可改变和不可改变的危险因素。可改变的危险因素如吸烟、饮酒、不健康饮食、缺乏体力活动、心理精神因素等，这些行为危险因素是健康教育和干预的重点；不可改变的危险因素有年龄、性别、种族和遗传等固有因素，这些危险因素虽然无法改变、干预，但它们对疾病风险的预测有很大的参考意义。从危险因素与疾病的时间顺序上看，把肥胖、高血压、高胆固醇血症称为中间危险因素，它们本身是病，是前述固有因素及行为危险因素积累到一定时间后引起的。对中间危险因素的干预和控制，对于降低心血管疾病的死亡率以及糖尿病的并发症有很大的意义。

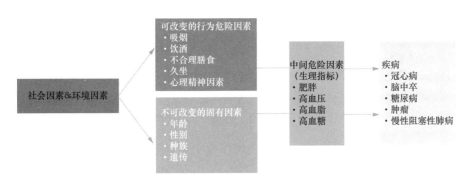

图 1-2　危险关系分层与疾病的关系

各种危险因素之间以及各种慢性病之间的内在关系往往是一因多果，一果多因，多因多果。如肥胖可以导致高血压、高血脂、糖尿病和乳腺癌等患病的增加，但导致高血压、高血脂和糖尿病的危险因素除肥胖之外，还有长期的精神紧张和心理压力、体力活动少、饮食不合理（高盐、脂肪和能量摄入过剩）、年龄增加等，导致乳腺癌的危险因素还包括家族史、月经初潮早、停经晚、无生育史、有生育但未哺乳、未婚或无性生活、晚婚晚育、曾接受过雌激素替代治疗等，总之，

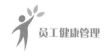

往往是多种危险因素引发多种慢性病。

二、健康管理学的科学基础

首先，健康和疾病的动态平衡关系及疾病的发生、发展过程及干预策略是健康管理的科学基础之一（如图 1-3 所示）。个体从健康到疾病要经历一个完整的发生和发展过程。一般来说，是从处于低危险状态到高危险状态，再到发生早期改变，出现临床症状。个体在被诊断为患病之前，有一个时间过程。对于慢性病而言，这个过程较长，往往需要几年、十几年甚至几十年。期间的变化多数不能被轻易察觉，各阶段之间也并无明确界限。在被诊断为疾病之前，进行有针对性的预防干预，有可能成功地阻断、延缓甚至逆转疾病的发生和发展进程，从而实现维护健康的目的。

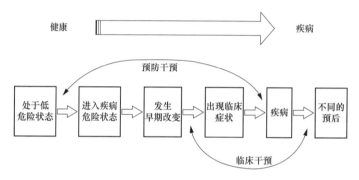

图 1-3　疾病的发生、发展过程及干预策略

其次，慢性病的危险因素中多数是可以干预的，属于可以改变的因素，这为健康风险的控制提供了第二个重要的科学基础。

三、疾病的三级预防

世界卫生组织研究报告认为：1/3 的疾病通过预防保健是可以避免的，1/3 的疾病早期发现是可以得到有效控制的，1/3 的疾病通过信息的有效沟通能够提高治疗效果。疾病的发生、发展一般都是长期的不良生活方式累积而成，健康管理的基本模式就是通过对引起疾病的各种危险因素的归纳、分析和控制，以达到对疾病的预防或控制的效果。健康管理对于社会、企业和个人都是必要的，它节约了医疗费用的支出，也提高了个人的生存质量。

在疾病自然史的每一个阶段，都可以采取措施防止疾病的发生或恶化。因此，预防工作也可以根据疾病的自然史相应地分为三级，如图1-4所示。第一级预防为初级预防，又称病因预防。在疾病因子还没有进入环境之前就采取预防性措施，又称为根本性预防；第二级预防为"三早"预防，即早发现、早诊断、早治疗，以控制疾病的发展和恶化；第三级预防为对症治疗、防止伤残和加强康复工作。

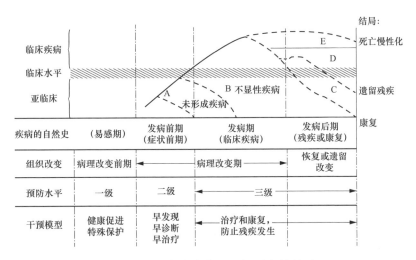

图 1-4　疾病自然史和三级预防的关系

对不同类型的疾病有不同的三级预防策略。但任何疾病，不论其致病因子是否明确，都应强调第一级预防。如大骨节病、克山病等，病因尚未肯定，但综合性的第一级预防还是有效的。又如肿瘤更需要第一级和第二级预防。有些疾病的病因是多因素的，因此要按其特点，通过筛检、及早诊断和治疗，使预后较好，如心、脑血管疾病、代谢性疾病等，除针对其危险因素采取第一级预防外，还应兼顾第二级和第三级预防。对于病因和危险因素都不明，又难以觉察预料的疾病，只能施行第三级预防。

四、"治未病"理念

预防比治疗更好。受当今医疗技术水平的限制，目前冠心病、高血压、糖尿病等慢性病尚无法治愈，只能缓解症状，因此，对付这些疾病必须采取预防为主的方针。国际糖尿病联盟主席 Albeti 教授 2003 年在巴黎举行的 IDF 会议开幕式上的演讲中指出"预防比治疗更好"，并强调预防的重要性。因此，做好健康促进工作，把预防知识教给群众，及早改变人们的不良生活习惯，对预防大部分慢性病的发生效果显著。

目前医学技术越来越进步，医生队伍越来越庞大，病人也越来越多。当今，中国患慢性病的人数正在井喷，医疗负担不堪重负，只有依靠自己，通过预防来

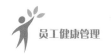

防止疾病的发生，否则即使建再多的医院，培养再多的医务人员，添置再多的最新医疗设备，也永远治疗不完快速增长的慢性疾病患者。解决 14 亿人的健康问题绝不能单靠打针吃药，而要靠预防。

2000 多年前，医学著作《黄帝内经》就提出"上医治未病，中医治欲病，下医治已病"，简单地说就是未得病时积极预防调整，防止疾病发生；得了病要积极治疗，防止疾病的发展恶化；疾病康复后身体比较虚弱，机体功能尚未完全恢复，健康状况不稳定时要精心养护，防止疾病复发。说到底，"治未病"的核心在于以预防为主，体现在一个"防"字，贯穿于人体未得病时的预防和得病后的治疗全过程。

很多人对健康不重视，过劳、生活不规律、饮食不节制，身体出了小毛病就扛着，结果小毛病演变成大毛病，积重难返。医学界权威人士认为，全世界有近八成人最需要做的不是治病，而是防病。研究显示，脑中风、心肌梗塞、癌症、糖尿病等死亡率最高的慢性病，往往要经过 10~30 年的积累才能发作，在这么长的时间内，如果能采取有效的防病措施，也许就会改变最后的结局。

1992 年，世界卫生组织发布了《维多利亚宣言》，芬兰政府请世界卫生组织的专家到发病最高的地区实施健康生活方式教育，结果 10 年后冠心病死亡率男性下降了 24%，女性下降了 51%；1996 年，美国疾病控制中心报告了实施健康生活方式的效果：中风减少 75%，高血压减少 55%，糖尿病减少 50%，肿瘤减少 33%，人均寿命延长了 10 年。

1996 年，世界卫生组织提出："21 世纪要进行'以健康为中心'的医学革命，要通过养身、保健，使人们不得病、少得病、得轻病，享尽天年，无病而终，要充分调动人体内在的自我保护、调节、自愈能力。"

总之，治已病莫如"治未病"。善养生者，生活中应该未雨绸缪、见微知著、防微杜渐。

五、健康行为生活方式

改善行为生活方式，把健康掌握在自己手中。世界卫生组织将"生活方式病"列为 21 世纪人类健康的头号杀手。所谓生活方式病是指由不良生活习惯导致的疾病，包括癌症、高血压、高脂血症、冠心病、中风、糖尿病、肥胖病、脂肪肝等几乎所有的慢性病。

不良生活方式对健康的损害是在不知不觉中发生的，诸如静坐少动、抽烟酗酒、饮食无节制、不注意劳逸结合和长期承受生活压力，这些生活方式在日积月累中不断损害着我们的健康。

世界卫生组织指出因生活方式病所导致的死亡人员已占发达国家总死亡人数的 70%~80%，在不发达国家中占 40%~50%。医治生活方式病所花费的医疗费用已占治疗疾病总费用的 80%。在中国，心脑血管病和恶性肿瘤等慢性病的死亡人数已经占总死亡人数的 88%。

癌症是由社会竞争加剧、心理压力增大、环境污染日益恶化等多因素诱发。

心脑血管病是由于血脂异常等导致的动脉血管硬化引起，造成血管狭窄、血流不畅，导致心脏或大脑缺血、缺氧，从而出现心绞痛、心律失常、心梗、心力衰竭、猝死、缺血性脑卒中等。

2 型糖尿病会伴随患者终生，而且预后较差。但 2011 年 6 月 24 日英国《卫报》报道：患有与肥胖有关的 2 型糖尿病多年的病人，通过连续两个月坚持极低热量饮食后被治愈。在两个月里患者必须把每天摄入食物的热量减到 600kcal。科学家认为，极低热量饮食（由节食饮料和无淀粉蔬菜组成）促使身体去除妨碍胰腺分泌胰岛素的脂肪。

所以，只要饮食适度，确保胰岛素的正常分泌与活性，再加上适当的运动、乐观的心情，就能够充分利用血液中的糖分，这样就可以延缓病情的发展，减少各种并发症。

2014 年，中国政协副主席、中国科协主席韩启德在中国科协年会开幕式上说"医疗对人的健康只起 8% 的作用，更多的是由生活方式、生活条件、经济保障来决定的。"以往针对危险因素（指高血压、糖尿病前期、骨质疏松）进行干预的实际结果是，极少有人因医疗措施而受益，绝大部分干预没有任何效果，其中有些人的健康反而由此受到损伤。他还列举了一个数据，100 个 40 岁以上高血压患者服用降压药物控制血压，只有 4、5 个人受益，还有可能存在药物副作用，而且服药也会造成经济负担。

美国哈佛公共卫生学院疾病预防中心的研究显示：90% 以上的肿瘤是后天人为因素造成的，因细胞基因变异诱发的肿瘤多与不良生活方式有关：约 1/3 与吸烟有关，1/3 与饮食有关，1/3 与感染和环境污染有关，仅 1%~3% 的肿瘤符合遗传规律。通过有效的健康管理，80% 的中风、心脏病、2 型糖尿病完全可以避免，甚至 40% 的癌症也是可以避免的。

国内外大量流行病学研究一再表明：健康生活方式能使慢性病发病率降低一半，健康寿命延长 10 年，从而使生活质量大大改善，幸福快乐指数大大提高。

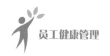

第四节　健康风险评估

一、健康风险评估的定义

健康风险评估（health risk assessment，HRA）是指用于描述或估计某一个体或群体未来发生某种特定疾病，或因某种特定疾病导致健康损害甚至死亡的可能性的方法或工具。

健康风险评估是在健康风险识别、健康风险聚类和健康风险量化的基础上进行的。因此，可以通过健康风险评估的方法和量化工具，对个体健康状况及未来患病和死亡危险性做量化评估，以达到改变人们不良的行为生活方式、降低危险因素的目的，对于延长寿命、提高生命质量和改善人群健康水平具有重要意义。

预防和控制慢性病的最好方法是改善生活方式，减少导致慢性病的危险因素。健康教育和健康管理都是帮助人群进行健康改善的重要手段。然而，要想有效控制和改善慢性病的危险因素，首先要识别个体及人群的健康危险因素。健康风险评估的目的就是对慢性病危险因素进行识别，以便有针对性地进行干预和管理。因此，作为健康管理的核心技术，建立针对中国人群的健康危险因素评估方法至关重要。健康危险因素评估已在西方国家广泛开展，特别是在健康保险和疾病预防领域。在中国，健康管理概念的引入和健康风险评估的应用的时间较短，但已经有学术团体和研究机构开发以中国人群健康数据为基础的健康风险评估模型。

二、健康风险评估的目的

健康风险评估对个人有警示与引导作用：作为健康计划的工具，可提供改善健康的目标；作为效果评价的工具，可作为方案措施考核的标尺。健康风险评估的主要目的如下：

（1）识别健康危险因素和评估健康风险。健康风险评估的首要目的帮助个体综合认识健康风险，对个体或群体的健康危险因素进行识别，对健康风险进行量化评估。在疾病发生、发展过程中，健康危险因素往往是多元化的，并且相互影响，甚至产生联合作用。很多危险因素并不表现出病症，往往是一果多因，同时又一因多果，正确判断哪些因素是引起疾病的主要因素，对危险因素的有效干预和疾病预防控制至关重要。慢性病由多危险因素和遗传交互作用而发生，其发病过程隐秘、病程较长，动态持续健康监测和科学的健康风险评估是疾病早期发现和早期干预的基础，也是疾病预防控制的有效手段。

（2）修正不健康的行为生活方式。健康风险评估通过个性化和量化的评估结果，使个体认识到自身某些行为和生活方式可能对健康的损害程度，有助于其正确认识自身不良行为生活方式，在科学的指导下，主动修正不良生活方式，追求健康生活方式，达到预防和改善慢性病的目的。

（3）制定健康指导方案和个性化干预措施。通过健康风险评估，可以明确个人或群体的主要健康问题及其危险因素，并确定危险因素的属性，进而为个体制定健康指导方案和个性化干预措施。健康到疾病的逐步演变过程具有可干预性，尤其是慢性病、生活方式相关疾病和代谢疾病的可干预性更强，一级预防的效果更好。

（4）干预措施及健康管理效果评价。健康风险评估可以用于干预措施、健康指导方案和整个健康管理的效果评价。健康管理是一个连续不断的监测→评估→干预的周期性过程，即在健康干预措施实施一段时间后，需要评价其效果，调整计划和干预措施。实施健康管理和个性化干预措施以后，个体的健康状态和疾病风险可以通过健康风险评估得到再次确认，有效的健康干预和健康管理可以改善健康状态、降低疾病风险。对于健康管理中出现的问题，也可通过健康风险评估去寻找原因。从而进一步完善和修正健康指导计划和干预方案。

三、健康风险评估的指标与参考标准

健康危险因素是健康风险评估的依据，按是否可以纠正分为不可改变的危险因素和可改变的危险因素。通常，慢性病的不可改变危险因素主要包括家族遗传史、老龄化与性别、环境等；可改变的危险因素主要包括：心理不健康、不良生活方式（吸烟、身体运动不足、膳食不平衡）、腰围超标（肥胖或超重）、血脂异常、血糖、血压、血尿酸偏高等，这些因素与个人健康状况和（或）个人慢性病风险有密切的联系。

（一）生活方式相关的危险因素

生活方式是一种特定的行为模式，这种行为模式受个体特征和社会关系所制约，在一定的社会经济条件和环境等多种因素之间相互作用下形成，是建立在文化继承、社会关系、个性特征和遗传等综合因素基础上稳定的生活方式，包括饮食习惯、社会生活习惯等。众多研究表明，不良生活方式和行为对健康的直接或间接影响巨大，例如吸烟与肺癌、慢性阻塞性肺病、缺血性心脏病及其他心血管疾病密切相关；吸烟、膳食不合理、身体活动不足成为造成多种慢性病的三大行为危险因素。据美国调查，只要有效地控制行为危险因素：不合理饮食、缺乏体育锻炼、吸烟、酗酒和滥用药物等，就能减少40%~70%的早死，1/3的急性残疾和2/3的慢性残疾。

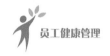

1. 吸烟

吸烟会增加罹患严重肺部疾患、癌症、心脏病、脑卒中和其他慢性病的危险性。吸烟越多，危险性就越大。几乎是只要停止吸烟，肺部也就开始恢复健康，心脏病的危险性就会降低。戒烟 10~15 年之后，危险性就会降至与非吸烟者几乎相同的水平。

2. 不合理膳食

采用健康膳食有助于控制慢性疾病的多种危险因素。健康饮食的目标是保持恒定理想体重、预防疾病和摄入充足、平衡的各种营养素。为了达到这个目标，膳食中的食物种类应该尽可能地多。摄入丰富的谷类、蔬菜、水果和豆类（植物性食物中富含膳食纤维和多种营养素，而且脂肪含量较低，不含胆固醇）以及食用低脂、低胆固醇、低盐、低纳和低糖膳食（加工食品经过加工后其中的绝大部分膳食纤维、维生素和矿物质已被破坏，且含有大量的盐、脂肪和糖）。

3. 缺乏身体活动

多进行身体活动将有助于降低胆固醇水平、升高高密度脂蛋白胆固醇（HDL-C）水平（HDL-C 是"好"的胆固醇，它不会在动脉内沉积），还能缓解高血压，有助于降低罹患心脏病的危险，也有助于降低发生其他慢性疾病，（例如 2 型糖尿病和脑卒中）危险性。进行身体活动的另一项好处是能够消耗掉多余的热能，有助于保持体重。一定强度的锻炼（有氧运动）还能改善心肺功能。因此，经常性地进行一定强度的运动对于减肥并保持体重是必需的。

4. 酗酒

酗酒会暂时性地使血压升高并会导致高血压的发生。饮酒过多还会引起其他一些健康问题，例如肝病和胰腺疾病、脑部和心脏损害，使发生多种癌症的危险性增加，导致胎儿酒精综合征和车祸。酒精的热能密度较高，因此必须严格限制饮酒。

5. 压力

压力是面临挑战和需求时机体的体能、精神和感情方面的综合反应。不及时缓解压力会增加脑卒中、心脏病和其他慢性疾病例（如偏头痛、过敏、哮喘和背痛）的危险性。压力能够暂时性地使血压升高，若是这种状况持续较长时间，就会导致高血压。对自身压力能够充分认识并通过合理而健康的途径及时给予缓解，就可以极大地减轻压力造成的后果。

（二）体检中常用的健康风险评估指标及其意义

个体遗传因素、环境因素以及不健康行为生活方式共同作用可引起各种生理指标的异常，如血压、血糖、血尿酸、血脂的升高等。这些异常的生理指标本身既是疾病状态，同时也是多种慢性病如心脑血管病、肿瘤、糖尿病和慢性阻塞性肺疾病等的危险因素。通过评估明确个体生理指标的异常程度、异常指标的数量，可以评估个体或人群发生疾病的危险性。

1. 体重指标

体重指数（body mass index，BMI）的计算方法是以 kg 体重除以 m 为单位的身高的平方（kg/m²）。对中国人群来说，体重指数超过 24，与超重、肥胖相关的问题会增加（如表 1-1 所示）。

表 1-1　基于 BMI 及腰围的疾病风险分层（中国成人参考标准）

分类	BMI= 体重 / 身高² （kg/m²）	相关疾病风险（如高血压、糖尿病、血脂异常等）		
		腰围（cm）		
		<85（男性） <80（女性）	85~95（男性） 80~90（女性）	≥95（男性） ≥90（女性）
过轻	<18.5	可能存在其他健康问题	—	—
正常	18.5~23.9	—	增加	高
超重	24.0~27.9	增加	高	极高
肥胖	≥28	高	极高	极高

注　引自《中国成人超重和肥胖症预防控制指南（2013 版）》。

2. 血压指标

血压与心脑血管疾病危险的关系具有连续且持续性，并独立于其他危险因素。按照血压水平分为正常血压、正常高值、高血压等，具体见表 1-2。

表 1-2　血压水平分级

类别	收缩压（mmHg）	舒张压（mmHg）
正常血压	<120	<80
正常高值	120~139	80~89
高血压	≥140	≥90
1 级高血压	140~159	90~99
2 级高血压	160~179	100~109
3 级高血压	≥180	≥110
单纯收缩期高血压	≥140	<90

注　引自《中国高血压防治指南 2018 年修订版》。

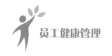

患者血压升高的原因主要有以下 12 个：

（1）年龄。高血压发病率有随年龄增长而升高的趋势，年龄越大患高血压的概率越大，高血压患者在各类人群中所占比例也就越高。

（2）遗传因素。大约半数以上高血压患者有家族史，家族里患高血压的人与自己的亲缘关系越密切、人数越多、发病越早，自己患高血压的风险就会越大。

（3）超重或肥胖，特别是腹型肥胖。根据随访研究结果，超重组和肥胖组的高血压发病风险是体重正常组的 1.16~1.28 倍。超重和肥胖与高血压患病率关联最显著。

（4）膳食高钠低钾。钠盐摄入量与血压水平明显相关，食用食盐多者高血压发病率高。

（5）吸烟。研究证明，吸一支烟后心率每分钟增加 5~20 次，收缩压增加 10~25mmHg。

（6）饮酒过量。限制饮酒与血压下降显著相关，酒精摄入量平均减少 67%，收缩压下降 3.31mmHg，舒张压下降 2.04mmHg。目前有关少量饮酒有利于心血管健康的证据尚不足，相关研究表明，即使对少量饮酒的人而言，减少酒精摄入量也能够改善心血管健康，减少心血管疾病的发病风险。

（7）缺乏身体运动。长期缺乏有规律的体力活动可导致血压升高，而适当体育锻炼可以使血压下降 4~9mmHg。

（8）继发性高血压。由于其他疾病导致的高血压，最多见的是肾性高血压，还有血管疾病、颅脑病变等。

（9）睡眠呼吸暂停综合征。打鼾的人群中，有 1/4 的人出现过睡眠呼吸暂停现象，其中高血压患者占 1/3。

（10）环境与职业。有噪声的工作环境和过度紧张的脑力劳动均易发生高血压，城市中的高血压发病率高于农村。

（11）孤独。孤独感与高血压之间存在关联性。孤独感会使年龄超过 50 岁的中老年人患高血压的概率增加，孤独人要比不孤独人的高压高 10~30 个数值。

（12）药物。有些药物也会引起高血压，如糖皮质激素（如泼尼松、地塞米松、氢化可的松）、中药甘草、口服避孕药、麻黄素等。

3. 血脂指标

进行血脂指标测试，是为了了解受试者脂代谢、糖代谢以及肾脏功能方面有无异常。血脂化验结果评定参考标准如表 1-3 所示。

表 1-3　血脂化验结果评定参考标准

指标项	血脂测试 mmol/L（mg/dL）	评定	指标项	血脂测试 mmol/L（mg/dL）	评定
LDL-C 低密度脂蛋白胆固醇	<2.6（100）	理想水平	TG（甘油三酯）		理想水平
	<3.4（130）	合适水平		<1.7（150）	合适水平
	3.4（130）~ 4.0（159）	边缘升高		1.7（150）~ 2.2（199）	边缘升高
	≥4.1（160）	升高		≥2.3（200）	升高
TC 总胆固醇	—	理想水平	HDL 高密度脂蛋白胆固醇	<1.0（40）	低
	<5.2（200）	合适水平			
	5.2（200）~6.1（239）	边缘升高			
	≥6.2（240）	升高			

注　引自《中国成人血脂异常防治指南》2016 年修订版。

（1）低密度脂蛋白胆固醇（LDL-C）：与动脉内壁的粥样斑块形成密切相关，含量越多冠心病的危险越大。

（2）高密度脂蛋白胆固醇（HDL-C）：能帮助转运胆固醇到肝脏并将其代谢清除，能够保护血管免于发展成为粥样硬化，所以含量越高则冠心病的危险越小。体育运动锻炼能提高高密度脂蛋白胆固醇的含量。

（3）总胆固醇（TC）：因为低密度脂蛋白通常是胆固醇总量的主体成分，因此，高水平的总胆固醇也是冠心病的危险因素。

（4）总胆固醇、高密度脂蛋白胆固醇比率：该比值越高则冠心病的危险越大。

美国胆固醇教育工程发布的第二份报告中认为：血液总胆固醇含量在 200mg/dL 以下是理想水平，240mg/dL 以上有高度危险；低密度脂蛋白胆固醇含量在 160mg/dL 以上认为危险增高，130mg/dL 以下是低风险；高密度脂蛋白胆固醇含量在 35mg/dL 以下认为患冠心病的危险增加；总胆固醇/高密度脂蛋白比率在 5 以上认为危险增加，而 3.5 以下则危险很低。另外，高密度脂蛋白胆固醇含量在 60mg/dL 以上就能够在一定程度上对抗冠心病的发生。

4. 血糖指标

糖尿病是由于胰岛素分泌减少或功能障碍引起的以血糖水平升高为特征的一组代谢性疾病。持续升高的血糖使病人有不同程度的微血管、大血管及神经

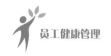

系统危险。对糖尿病的诊断标准如表 1-4 所示，糖代谢状态分类标准如表 1-5 所示。

表 1-4　糖尿病的诊断标准

诊断标准	静脉血浆葡萄糖（mmol/L）
典型糖尿病症状（烦渴多饮、多尿、多食、不明原因的体重下降）加上随机血糖	≥11.1
空腹血糖	≥7.0
葡萄糖负荷后 2h 血糖无典型糖尿病症状者，需改日复查确认	≥11.1

表 1-4 中，空腹状态指至少 8h 没有进食热量；随机血糖指不考虑上次用餐时间，一天中任意时间的血糖，不能用来诊断空腹血糖异常或糖耐量异常。

表 1-5　糖代谢状态分类标准

糖代谢分类	静脉血浆葡萄糖（mmol/L）	
	空腹血糖	糖负荷后 2h 血糖
正常血糖	<6.1	<7.8
空腹血糖受损	≥6.1，<7.0	<7.8
糖耐量异常	<7.0	≥7.8，<11.1
糖尿病	≥7.0	≥11.1

注　引自《中国 2 型糖尿病防治指南（2017 年版）》。

关注糖尿病的高发人群和重视重点人员，提高患者受检率，以期达到早期发现糖尿病的目的。鉴于几乎近半数的糖尿病患者早期没有任何症状，因此，无论年龄大小、体重胖瘦，所有人都要重视每年的健康体检，力求早期发现糖尿病，这对于预防和治疗糖尿病有着非常重要的意义。

糖尿病是常见病、多发病，但目前其发病原因还不太明确。研究发现，以下7 种人比较容易患糖尿病，称为高发人群，应引起高度重视。这些人应该比一般人更注意，每年做一次血糖检查，以求及早发现疾病，争取早日治疗。

（1）与糖尿病患者有血缘关系者，得病的机会为一般人的 3~5 倍。

（2）女性有妊娠期糖尿病史或生过巨大儿（4kg 以上）者。

（3）年纪大的人，糖尿病患者的年龄 80% 在 45 岁以上。

（4）脑力工作负担重及常年不参加体力活动者。

（5）肥胖的人，有 85% 的患者现在或是过去曾为肥胖者。

（6）患有高血压、高血脂、冠心病、痛风者。

（7）出生时为低体重儿者。

同时要特别重视三类重点人员：

（1）肥胖者。科学研究表明，体重每增加 1kg，患糖尿病的危险至少增加 5%，肥胖者发生 2 型糖尿病的危险性是正常人的 3 倍，约 50% 的肥胖者将来会患上糖尿病。此外更值得注意的是，肥胖可使 2 型糖尿病患者的期望寿命缩短多达 8 年。因此，控制体重是肥胖型糖尿病患者治疗糖尿病的重要环节。

（2）中青年精英已成为糖尿病"新生力量"。由于社会压力大、应酬多、不规律的生活作息等，使得越来越多的白领们得到了 2 型糖尿病的"眷顾"。与逐年升高的发病率呈鲜明反差的是，中青年糖尿病患者的血糖达标率普遍较低。部分患者仗着自己年轻，虽然被诊断已患有糖尿病，但抵触药物治疗，认为仅靠自己少吃就可以降低血糖；还有些已经接受治疗的上班族因为繁忙的工作而影响了治疗依从性，经常漏服或误服药物，致使血糖控制沦为空谈，健康状况令人担忧。

（3）老年患者治疗时需警惕"低血糖"。2 型糖尿病是老年人的常见病和多发病。据统计，在 60 岁以上的人群中，每三人就有一人会罹患此病。在治疗老年糖尿病的过程中，不但要控制患者的血糖，更需要警惕低血糖的发生。因为老年人对低血糖往往不敏感，对于有心脑血管疾病的老人，尤其是独居老人，一旦发生低血糖，可诱发脑血管意外和心肌梗死，如果得不到及时救治，后果不堪设想。因此，对于老年糖尿病患者，低血糖的危害有时更甚于高血糖。

5. 代谢性疾病症状评定

代谢综合征是一组以肥胖、高血糖（糖尿病或糖调节受损）、血脂异常以及高血压等聚集发病、严重影响机体健康的临床症候群，是一组在代谢上相互关联的危险因素的组合，这些因素直接促进了冠心病的发生，也增加了发生 2 型糖尿病的风险。目前研究显示，代谢综合征患者是发生心脑血管疾病的高危人群，与非代谢综合征者相比，其罹患心血管疾病和 2 型糖尿病的风险均显著增加。代谢综合征诊断标准见表 1-6。

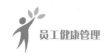

表1-6 代谢综合征诊断标准

以下指标具备三项或更多即可诊断:	
腹型肥胖（中心型肥胖）	腰围：男性≥90cm，女性≥85cm
高血糖	空腹血糖≥6.1mmol/L，或糖负荷后2h血糖≥7.8mmol/L，或已确诊为糖尿病并治疗者
高血压	血压≥130/85mmHg或已确认为高血压并治疗者
空腹甘油三酯	≥1.7mmol/L
空腹高密度脂蛋白胆固醇	<1.04mmol/L

注 引自《中国2型糖尿病防治指南（2017年版）》。

代谢综合征以一系列心血管疾病的危险因素为特征。如果存在表1-5中的3个或3个以上危险因素就可诊断为代谢综合征。心血管疾病危险因素的上限切点与代谢综合征的定义一致，但较美国运动医学会危险分层简单。使用较低的心血管疾病危险因素阈值为代谢综合征分类主要是因为这些危险因素常常聚集存在，比它们单独出现时危险性高得多。但这些标准都基于专家的意见，目前的证据还不能确定代谢综合征是单独的病理生理情况还是疾病。尽管如此，代谢综合征经常出现在临床实践和健康、体适能工作中。

美国国家胆固醇教育计划（National Cholesterol Education Program， NCEP）推荐的代谢综合征治疗方法主要集中于3种干预手段，包括体重控制、体力活动、治疗与心血管疾病危险因素有关的疾病。

国际糖尿病联盟（International Diabetes Federation，IDF）提出的主要干预手段包括：

（1）适度限制能量摄入，一年内减轻5%~10%的体重。

（2）适量增加体力活动，与美国公共健康部门推荐的几乎每天30min中等强度的体力活动是一致的。

（3）改变饮食摄入成分，包括调整宏观营养素成分，与修正心血管疾病危险因素一致。

国际糖尿病联盟的其他干预手段包括与心血管疾病危险因素相关的药物治疗。

四、健康风险分层与评估

（一）健康检查的方法

完成体力活动准备问卷（Physical Activity Readiness Questionnaire，PAR-Q），

作为测试者能进行中等剧烈运动的最低标准。同时结合 PARmed-X 的辅助检查表，根据受试者 PAR-Q 上的回答，医生可利用 PARmed-X 为其提供合适的建议。

PAR-Q 问卷是根据加拿大运动生理协会的研究修订的。供 15~69 岁居民自行作答，以了解其个人身体状况，并决定在增加活动量之前是否先询问医生的意见。至于 70 岁以上且原本不常活动者，在增加活动量前，都应先询问医师的意见。此问卷经过大量测试，其敏感度近 100%，而特异性也有 85%。

凡准备参加中等强度活动的人，应当能够通过这个最起码的要求，否则需要进行医学检查。内容包括：

（1）医生是否告诉过你，根据你的心脏情况，只能参加医生推荐你的体力活动？

是（　）　否（　）

（2）当你进行体力活动时，你是否感到过胸部疼痛？

是（　）　否（　）

（3）在过去一个月当中，不进行体力活动时你有没有感到过胸部疼痛？

是（　）　否（　）

（4）你是否曾因头晕而跌倒或失去知觉？

是（　）　否（　）

（5）你有没有因体力活动改变而加重的骨和关节疾病（如腰背部、膝关节或髋部）？

是（　）　否（　）

（6）最近医生有没有因为心脏或血压问题给你开药（如水剂或片剂）？

是（　）　否（　）

（7）你是否知道有其他原因使你不能参加体力活动？

是（　）　否（　）

PAR-Q 共包括 7 个问题，用"是"或"否"来回答。如果其中任一答案为"是"，则需要医生进一步检查和诊断。如果全部为"否"，可以进入下一步检查。当 1 个以上的问题回答"是"时，在开始增加运动量或体能测试之前，应先询问医师的意见，并告诉医师哪些问题的答案为"是"。

当所有问题都答"否"时，先做体能测试评估，这是确定基本体能最好的方法，继而计划你增加活动量的方法；也可开始增加运动量，仍要逐步渐进地增加，这是最安全且容易的方法。

（二）评估冠心动脉性心脏病的风险因素

用于美国运动学会（American College of Sports Medicine，ACSM）危险分

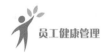

层的动脉粥样硬化性心血管疾病危险因素的标准（如表 1-7 所示）。

表 1–7　用于 ACSM 危险分层的动脉粥样硬化性心血管疾病危险因素的标准

危险因素	判断标准
年龄	男性≥45 岁，女性≥55
家族史	心肌梗死、冠状血管重建、父亲或其他男性近亲属 55 岁前猝死； 母亲或其他女性近亲属 65 岁前猝死
吸烟	吸烟或戒烟不足 6 个月或吸二手烟
静坐少动的生活方式	至少 3 个月没有参加每周至少 3 天，每天不少于 30min 的中等强度体力活动（40%~60%VO$_2$R）
超重肥胖	体重指数≥25kg/m^2 或男性腰围≥90cm，女性腰围≥80cm
高血压	收缩压≥140mmHg、舒张压≥90mmHg，至少进行两次测量确定，或正在服用降压药
血脂异常	低密度脂蛋白（LDL）胆固醇≥130mg/dL（3.37mmol/L），或高密度脂蛋白（HDL）胆固醇＜40mg/dL（1.04mmol/L），或正在服用降脂药。血清总胆固醇≥200mg/dL（5.18mmol/L）
糖尿病前期	空腹血糖受损，即空腹血糖≥100mg/dL（5.55mmol/L）并且≤125mg/dL（6.94mmol/L）；或葡萄糖耐量受损，即口服葡萄糖耐量试验 2h 血糖≥140mg/dL（7.77mmol/L）并且≤199mg/dL（11.04mmol/L），至少进行两次测量确定
负性危险因素	判断标准
高密度脂蛋白胆固醇	≥60mg/dL（1.55mmol/L）
运动锻炼	每天或每周大多数日子进行 30min 以上的中等强度的运动锻炼

对于不能明确或不易获得的脑血管疾病危险因素，应将其计为危险因素（糖尿病前期除外）。如果糖尿病前的诊断标准缺失或不知道，那么对满足以下条件的人应将糖尿病前期记为危险因素：①年龄≥45 岁，BMl≥25kg/m^2；②年龄＜45 岁，BMl≥25kg/m^2，并有其他糖尿病前期人群心血管疾病（Cardiovascular Disease，CVD）危险因素。然后，计算正性危险因素的数量。高密度脂蛋白胆固醇是有利因素。如果高密度脂蛋白胆固醇≥60 mg/dL（1.55mmol/L），可以从正性危险因素总数中减去 1。

（三）健康风险分层

图 1-5 显示了健康风险分层的过程，基于医学检查，体力活动、运动、运动测试和内科医生指导所提供的适当建议，将运动者分为 3 个危险类别，即低危、中危、高危。

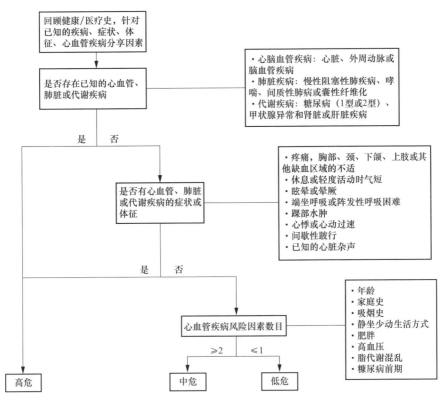

图 1-5　健康风险分层过程

将个体划分为这些危险类别的依据是：

（1）是否存在已知的心血管、肺脏和代谢疾病。

（2）是否存在心血管、肺脏和代谢疾病的症状或体征。

（3）是否存在心血管疾病的危险因素。

低危：指没有心血管、肺脏和代谢疾病的症状、体征，但具有 1 个心血管疾病的危险因素。急性心血管事件在此人群中的危险性很低，体力活动、运动项目可在没有医学检查和许可的情况下安全地进行。

中危：指没有心血管、肺脏和代谢疾病的症状、体征，但具有 2 个或以上心血管疾病的危险因素。急性心血管事件在此人群中的危险性是增加的，尽管如此，

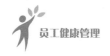

多数中危人群可在没有医学检查和许可的情况下安全地参与低等至中等强度的力活动。但在参与较大强度运动之前（如大于60%VO₂R），必须进行医学检查和运动测试。

高危：指有1个或多个心血管、肺脏和代谢疾病的症状、体征或已经诊断的疾病。急性心血管事件在此人群中的危险性已增加到较高程度，在参加任何强度的体力活动或运动前均应进行全面的医学检查并且获得许可。

运动或健康、体适能专业人员通过合理地分析某个体的医疗、健康信息，按照危险分层的过程将该个体合理地分配到适当的危险类别中。运动或健康／体适能专业人员应该具有全面的专业知识，包括：①掌握心血管、肺脏和代谢性疾病的诊断标准；②能够描述上述疾病的症状和体征；③确定特异性心血管疾病危险因素的诊断标准；④掌握每个危险类别的分类标准。

（四）缺血性血管疾病发病风险的评估

国家"十五"攻关"冠心病、脑卒中综合危险度评估及干预方案的研究"考虑到我国是冠心病相对低发、脑卒中相对高发的国家，如果采用冠心病发病危险来衡量个体或群体的心血管病综合危险，显然会很大程度的低估其危险，而不足以引起人们应有的重视。由于冠心病和缺血性脑卒中二者的主要危险因素基本相同，各危险因素对发病的贡献大小顺序也相同，为了更恰当地反映我国人群存在的心血管病危险，该研究依据中美心肺血管疾病流行病学合作研究队列随访资料，将冠心病事件和缺血性脑卒中事件合并后的联合终点称为缺血性心血管病事件。

该研究采用Cox比例风险模型，以缺血性心血管病事件作为预测模型的因变量，以年龄、收缩压、体重指数、血清总胆固醇、是否糖尿病和是否吸烟等6个主要危险因素为自变量，拟合分性别的最优预测模型。进一步将各连续变量危险因素转化为分组变量，拟合出适合中国人群的心血管病综合危险度简易评估工具，该工具是根据简易预测模型中各危险因素处于不同水平时所对应的回归系数，确定不同危险因素水平的分值，所有危险因素评分之总和即对应于缺血性心血管病事件的10年发病绝对危险。

根据简易预测模型中各危险因素处于不同水平时所对应的回归系数，制定了不同危险因素水平给予不同危险分值的评分系统（见表1-8和表1-9）。所有危险因素评分之总和对应于缺血性血管疾病（Ischemic Ceebral Vascular Disease，ICVD）事件的10年发病绝对危险。

表 1-8 缺血性心血管病（ICVD）10 年发病危险度评估表（男）

第一步 评分

年龄（岁）	得分
35~39	0
40~44	1
35~49	2
50~54	3
55~59	4
≥60 岁每 5 岁累加 1 分	

收缩压（mmHg）	得分
<120	-2
120~	0
130~	1
140~	2
160~	5
≥180	8

第二步 求和

危险因素	求和
年龄	_____
收缩压	_____
体重指数	_____
总胆固醇	_____
吸烟	_____
糖尿病	_____
总计	

第三步 绝对危险

总分	10 年 ICVD 危险（%）
≤-1	0.3
0	0.5
1	0.6
2	0.8
3	1.1
4	1.5
5	2.1
6	2.9
7	3.9
8	5.4
9	7.3
10	9.7
11	12.8
12	16.8
13	21.7
14	27.7
15	35.3
16	44.3
≥17	≥52.6

体重指数（kg/m^2）	得分
<24	0
24~28	1
≥28	2

总胆固醇（mmol/L）	得分
<5.20	0
≥5.20	1

10 年 ICVD 绝对年龄危险参考标准		
年龄	平均危险	最低危险
35~39	1.0	0.3
40~44	1.4	0.4
45~49	1.9	0.5
50~54	2.6	0.7
55~59	3.6	1.0

吸烟	得分
否	0
是	2

糖尿病	得分
否	0
是	1

表 1-9 缺血性心血管病（ICVD）10 年发病危险度评估表（女）

第一步 评分

年龄（岁）	得分
35~39	0
40~44	1
45~49	2
50~54	3
55~59	4
≥60 岁每 5 岁累加 1 分	

收缩压（mmHg）	得分
<120	-2
120~	0
130~	1
140~	2
160~	3
≥180	4

第二步 求和

危险因素	求和
年龄	_____
收缩压	_____
体重指数	_____
总胆固醇	_____
吸烟	_____
糖尿病	_____
总计	

第三步 绝对危险

总分	10 年 ICVD 危险（%）
-2	0.1
-1	0.2
0	0.2
1	0.3
2	0.5
3	0.8
4	1.2
5	1.8
6	2.8
7	4.4
8	6.8
9	10.3
10	15.6
11	23.0
12	32.7
13	≥43.1

体重指数（kg/m^2）	得分
<24	0
24~28	1
≥28	2

总胆固醇（mmol/L）	得分
<5.20	0
≥5.20	1

10 年 ICVD 绝对年龄危险参考标准		
年龄	平均危险	最低危险
35~39	0.3	0.1
40~44	0.4	0.1
45~49	0.6	0.2
50~54	0.9	0.3
55~59	1.4	0.5

吸烟	得分
否	0
是	1

糖尿病	得分
否	0
是	2

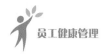

　　现举例说明评估表的使用：一个年龄 50 岁的男性，血压 150/90mmHg，体重指数 25kg/m²，血清总胆固醇 5.46mmol/L，吸烟，无糖尿病。评估各步骤如下：

　　第一步：年龄 50 岁 =3 分，SBP 150mmHg=2 分，BMI 25kg/m²= 1 分，TC 5.46mmol/L=1 分，吸烟 =2 分，无糖尿病 =0 分。

　　第二步：评分求和 3+2+1+1+2+0=9 分。

　　第三步：查得表中 9 分对应的 10 年发生 ICVD 的绝对危险为 7.3%。

　　表 1-7 和表 1-8 给出了不同年龄组的平均危险和最低危险，以便医生了解该患者的绝对危险相对于人群平均危险和最低危险的严重程度。平均危险是指同年龄所有人的平均发病危险。最低危险是指同年龄同性别人中，SBP ＜120mmHg，BMI ＜24kg/m²，TC ＜5.20mmol/L，不吸烟，无糖尿病者的发病危险。对于例子中的 50 岁男性，其 10 年发生 ICVD 事件的绝对危险比一般人和低危人群净增加分别为 4.7%（2.6%~7.3%）和 6.6%（0.7%~7.3%），分别是一般人和低危人群 2.8 倍和 10.4 倍。

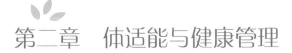

第二章 体适能与健康管理

本章着重探讨健康体适能的基础知识，体适能及健康的概念、分类、目标，介绍体适能管理的意义、心肺机能、力量和柔韧性体适能测试的方法和评定标准，中等运动强度、较大运动强度有氧锻炼靶心率区间，走路、慢跑能量消耗的计算方法和有氧运动锻炼处方的组成。

第一节 体适能概念与健康概述

一、体适能及健康概念

目前，体适能（Physical Fitness）的定义有很多，世界卫生组织（WHO）将体适能定义为"身体有足够的活力和精力进行日常事务，而不会感到过度疲劳，并且还有足够的精力享受休闲活动，和应付突发事件的能力"。中国港、台学者将其定义为"一个人的身体适应生活、运动和环境（如温度、气候变化或病毒等因素）的综合能力"。体适能可视为身体对生活、活动与环境的综合适应能力，是一种满足生活需要和有足够的能量完成各种活动任务的能力。

在科技进步的文明社会中，人类身体活动的机会越来越少，营养摄取越来越高，工作与生活压力和休闲时间相对增加，良好的体适能和规律运动变得越来越重要。体适能较好的人身体健康，体态健美，拥有比实际年龄小的生理年龄，勇于接受挑战与压力；器官老化、身体机能衰退所导致的疾病的发生率较低；精力充沛，很少感到力不从心，身体经常处在康宁状态，能与人融洽相处；会享受生活、兴趣广泛，有足够的体力进行休闲活动。遇到紧急情况，体适能良好的人反应敏捷、理智，能快速应变危急状况而远离危险。

二、运动锻炼和体适能的关系

美国运动医学会在 1978 年发布了一份报告书，主要作者是 Michael Pollock。

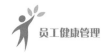

报告书的主要内容是为增强体适能而进行体育锻炼所需要的运动类型和运动量。其中的推荐意见在后来的修订版中虽略有改动，但仍然是以增强体适能为目标而进行运动的"金标准"。

在众多研究的基础上，美国运动医学会、美国疾病预防和控制中心等组织发表了一份报告，作为对早期报告的补充。这份报告称：处于静态生活的人罹患心脏病和其他疾患的风险会大幅度增加，而规避这种风险仅需要在每周进行几天的 30min 左右的轻度或中等强度的身体活动；如果在每周有 3~5 天进行较为强烈的有氧运动，将能够在增强体适能方面获得更大的益处。

美国的《2000 年国民健康计划》当中关于每日进行的中等强度活动和有规律的剧烈运动的内容也给出了同样的观点，即活跃的生活方式可以提高生活质量。总体来说，随着轻度和中强度的身体活动的增加，心脏病发病概率下降，而进行有规律的大强度运动则可以增强心血管和呼吸系统的机能。

三、体适能的分类

体适能指人体拥有或获得的与完成体力活动的能力相关的一组要素或特征，是众多参数的综合，包括与健康相关的（Health-related）、与技能相关的（Skill-related）多个参数，它直接与整体生活质量相关。体适能更多地从人体机能和技能角度考察机体的健康，是个体健康的综合评价指标。体适能变好是积极参加运动锻炼的结果，只有规律性的运动锻炼才能达到最佳的体适能。

（一）健康相关体适能

健康体适能要求有最低限度的心肺耐力（Cardio-respiratory Endurance）、肌肉力量与肌肉耐力（Muscular Strength and Muscular Endurance）、关节柔软度（Joint Flexibility）及适宜的身体成分（Body Composition）。

1、心肺血管机能与健康

心肺血管机能是心脏、血管与呼吸系统协同工作的能力，它们直接影响肌肉利用燃料长时间工作的能力。良好的心肺血管机能不仅能保证身体长时间有效地工作，也可以促进机体工作后的疲劳快速消除和机能有效恢复。

（1）增强心肌收缩力。心肌和骨骼肌类似，经由运动的刺激，可以变得强而有力。所以，心肺适能好的人，心肌收缩力大，每搏输出量多，在安静状态下每分钟的心跳次数减少。

（2）有益于血管系统。血管系统的作用是使由心脏泵出来的血，沿动脉微血管至组织，再由组织汇回静脉、流返心脏。心肺血管机能好，表现为良好的血管弹性及通畅无阻的血管口径，还表现为微血管在组织中的生长分布较密，比较有利于血液的供应。血管口径变窄，血管壁逐渐硬化、失去弹性，是造成健康威胁的直接因素。

（3）强化呼吸系统。心肺适能好，肺呼吸量大，肺泡与微血管间进行气体交换的效率较高。

（4）改善血液成分。心肺适能好的人，血液中的血红蛋白含量较多，有利于氧的输送；血中高密度脂蛋白与低密度脂蛋白的比值高，可减少心脏病的发病率。

（5）有氧能量的供应较为充裕。日常生活中，无论运动时间的长短，都要依赖有氧能量系统供应能源，而有氧能量系统的运作与心肺适能关系密切。因此，心肺适能好，长时间的身体活动不会提早出现疲劳现象。

（6）减少心血管循环系统疾病。由于心脏、血管以及血液成分都因心肺适能的改善而好转，因此，心肺适能好有助于减缓心血管循环系统机能退化性疾病的威胁。即使不幸患此类疾病，心肺适能好的人康复率也较高。

2. 肌肉骨骼系统机能

肌力是肌肉一次所能产生的最大力量，而肌耐力则是肌肉承受某种适当的负荷时，视肌肉运动反复次数的多少或持续运动时间的长短。肌力与肌耐力都属于体适能要素，健身运动时，绝不能忽略肌肉机能。

3. 柔韧性

柔韧性是指关节可动范围，受肌肉长度、关节结构及其他因素影响，良好的柔韧度可使关节在工作、娱乐中全范围活动。

4. 身体成分

身体成分是指肌肉、脂肪、骨骼及其他组织组成机体成分的相对百分比。其中，体脂百分比是评价身体成分的主要指标。理想健康体适能应有适当的体脂百分比。

（二）技能相关体适能

体适能中与技能相关的参数是灵敏度、平衡性、协调性、做功能力、反应时的速度。

这些素质不是每个健康人都具有的，因为拥有这些素质还要有一个动作学习过程，拥有它们的人很容易完成高水平的技术动作。

综述，体适能是三方面参数的综合表现。一个健康的人，三方面的参数至少达到适当水平，使机体能拥有一定的与健康、技能以及代谢相关的体适能。

四、体适能的目标

提高体适能是指增强和维持心肺机能，保持合理脂肪量、适当的肌肉力量、

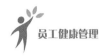

耐力和柔韧性，以实现增强体质，增进健康的目的。

（一）降低严重疾病发生的风险

这一目标是免于疾病的健康目标的延续。很多导致人类非正常或过早死亡的严重疾病是能够通过详细的体格检查和预防措施等手段来预防的。健康问题相对突出的心血管等慢性病，成为引起过早死亡和残疾的主要原因，而体育活动对预防这些疾病的过早发生起到了重要的作用。

（二）维持身体的良好状况

良好的体质在降低严重疾病发生几率的同时，还可以提高人们的生活质量，使个体感到精力充沛，幸福感强，同时还有有助于保持健康的身材。

第二节　健康体适能管理

一、健康体适能管理介绍

健康管理立足于找出隐藏在人群中可能引起疾病的危险因素，并加以预防或解决。其宗旨是调动个人及集体的积极性，有效地利用有限的资源来达到最大的健康改善效果。综合考虑个体的体适能差异制订运动锻炼的模式、强度、频度和时间的需求日益迫切，对健康体适能的管理应该作为健康管理的重要的组成部分。

进入 21 世纪后，人们注意到运动的重要性，并希望能够拥有良好的健康体适能，但是对于健康体适能的认识却往往不够。良好的体适能并不能靠一朝一夕的体育锻炼就可以得来，它必须通过长时期科学地参与体育锻炼，并维持健康良好的生活方式来得以改善。

健康体适能管理是通过对个体进行健康体适能组成要素的测试、评价、分析，并根据综合结果制订合适的运动处方，包括适当的运动项目、运动强度、运动频率和时间，同时在运动中进行健康指导和干预，并长期进行效果跟踪、评估分析、处方调整，整个管理过程还应包括运动时应注意的事项、身体的准备、心理的准备和认知上的准备等方面。

二、健康体适能管理的意义

美国对健康体适能管理的研究成果表明，可以通过一定的方法识别那些由于缺乏运动或不合理的运动，有明显趋势将进入疾病状态需要接受治疗的人，通过对他们采取相应的体适能管理的干预措施，利用这些措施可保持或改变人群的健康体适能状态。其意义在于：

（1）通过运动可以解决或减轻 70% 的代谢综合征和 40% 左右骨骼类疾病，合理的运动和完善的健康体适能管理可以使人群维持低水平的医疗消费。

（2）良好的健康体适能对于提高生活品质起到了决定性的作用。美国密歇根大学健康管理研究中心指出：经过十多年的研究得出了一个结论，通过健康体适能管理后的 90% 的个人和企业，对于健康生活质量的满意度提高了；而没有进行健康体适能管理的个人和企业对于健康生活质量的满意度提高只有 10%。

由此可见，健康体适能管理不仅仅是概念，也是一种方法，更需要一套完善、周密的服务程序，其目的在于降低医疗消费和提高生活品质。对于电网企业员工，如何掌握健康体适能知识和锻炼方法，开展全员健身，进行健康体适能管理，提高健康水平是一项重要课题。

三、健康体适能管理的模式

健康体适能管理可分为个人状况调查、健康体适能评价、健康体适能干预实施及随访、体适能教育及指导、干预效果评估五大部分。

（1）个人状况调查：以软件及互联网的形式收集用于健康体适能管理和评估中涉及的个人基本信息、疾病危险性调查、运动饮食习惯等客观信息。

（2）健康体适能评价：根据个人信息制订运动试验方案，选择测评设备，对心肺耐力、肌肉力量和肌肉耐力、柔韧性、身体成分、骨密度、血管机能等健康体适能及相关指标进行测评，并得到个性化的评价。

（3）健康体适能干预实施及随访：根据个人健康体适能评价，结合个人运动饮食习惯等客观信息综合制订个性化的运动处方或健身计划，并在执行过程中根据具体情况给予调整，定期随访，确保方案的顺利实施。

（4）体适能教育及指导：开设讲座、授课或利用互联网等形式安排不同程度的教育和指导。

（5）干预效果评估：定期对健康体适能和相关指标进行测评，分析运动效果，评价运动干预计划的效果。

四、增进健康和增强体适能的行为

为了增进健康，必须对个体健康行为进行诊断、分析与干预。有利于增进健康和增强体适能的行为方式包括合理的饮食习惯、有规律的运动、不吸烟、不使用非法药物、不过度饮酒、适当睡眠、合理处理应激、进行柔韧性和力量练习等诸如此类的方法。同时，增进健康体适能也可以通过抗阻训练来加强力量、静力性的伸展来维持柔韧性、参加规律的有氧运动（如慢跑）、进行间歇性的专项运

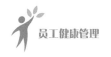

动训练提高心肺耐力等行为来完成。

第三节　健康体适能锻炼的方法

提高健康体适能和以健康为目的的运动锻炼计划包括有氧运动、抗阻运动、柔韧性练习和神经动作练习。但是，神经动作练习主要针对的是老年人，目的是提高老年人的平衡性、灵敏性和肌肉力量，降低他们跌倒的风险。中青年人的有氧运动、抗阻、柔韧性练习等练习中包含了神经动作练习，因此将不再叙述。

一份合理的运动锻炼计划应该能够满足运动者对健康和体适能的要求。本章所介绍的运动锻炼方法旨在为从事运动锻炼、健康管理的员工提供指南，使他们掌握科学的运动锻炼方法，制订出一套合理化的、系统的、科学的运动锻炼计划。

一、有氧运动（心肺耐力）的锻炼方法

心肺耐力是体质健康的核心，因此健康体适能管理是以提高心肺耐力为核心。有氧运动是指人体在氧气充分供应情况下的一种运动锻炼方式，锻炼者通过呼吸能够满足运动对氧气的需要，在不负氧债的情况下进行健身锻炼。有氧锻炼法的发明者美国学者库帕认为，只有根据吸氧能力才能判定一个人体力的强弱。平时对氧的最小需要量和激烈活动时对氧的最大需要量之间的差别大小，就成为衡量人的体力强弱的标准。有氧运动的目的是提高心肺功能，使身体每一部位都能得到充分的氧气的供应，促使参加循环的血量增多。

提高心肺耐力的有氧运动锻炼的基本要素包括运动强度、运动时间、运动频率和运动量。多大强度运动量才能获得健康体适能的益处，是为每位健身者在制订运动计划时必须关注的。

（一）运动强度

运动强度与获得的健康体适能益处有着明确的量效反应关系。运动训练的超负荷原则指出，低于最小强度或阈值的运动无法刺激机体的最大摄氧量等生理参数发生改变。但是目前很多的研究结果显示，人们通过运动获益的最小阈强度与多种因素有关，包括运动者的心肺耐力水平、年龄、健康状况、生理差异、基因、日常体力活动以及社会和心理等因素等。很多有效的运动计算方法可以用于制定个性化的、以提高心肺耐力为目的的运动干预方案，如表 2-1 所示。

有氧运动强度推荐：大多数成年人进行中等（如 40%~60%HRR 或 VO_2R）到较大强度（如 60%~90%HRR 或 VO_2R）的有氧运动是较为理想的提高健康

体适能的运动强度。建议健康状况不好的人进行小强度（如 30%~40%HRR 或 VO_2R）到中等强度的有氧运动；间歇训练可以提高一次训练课的总强度或平均强度，成年人可以从间歇训练中获益。

表 2-1　提高心肺耐力和抗阻运动强度的方法

强度分类	心肺耐力运动								抗阻运动相对强度
	相对强度				绝对强度	不同年龄的绝对强度（MET）			
强度	$\%HRR$ 或 $\%VO_2R$	$\%HR_{max}$	$\%VO_{2max}$	RPE	MET	青年人	中年人	老年人	%（1-RM）
低	<30	<57	<37	很轻松（<9）	<2	<2.4	<2.0	<1.6	<30
较低	30~40	57~64	37~46	很轻松到尚且轻松（9~11）	2.0~2.9	2.4~4.7	2.0~3.9	1.6~3.1	30~49
中等	40~60	64~76	46~64	尚且轻松到有些吃力（12~13）	3.0~5.9	4.8~7.1	4.0~5.9	3.2~4.7	50~69
较大	60~90	76~95	64~90	有些吃力到很吃力（14~17）	6.0~8.7	7.2~10.1	6.0~8.4	4.8~6.7	70~84
大到最大	≥90	≥96	≥90	很吃力（≥18）	≥8.8	≥10.2	≥8.5	≥6.8	≥85

注　引自《ACSM 运动测试与运动处方指南（第十版）》。

1. HR_{max}：最大心率（Maximal Heart Rate）；

2. HRR：储备心率（Heart Rate Reserve）；

3. MET：代谢当量（Metabolic Equivalent）；

4. RPE：主观疲劳感觉（Rating of Perceived Exertion）；

5. VO_{2max}：最大摄氧量（Maximal Volume of Oxygen Consumed per Minute）；

6. VO_2R：储备摄氧量（Oxygen Uptake Reserve）。

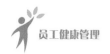

目前，有多种方法来计算和描述运动强度，有最大心率的百分比（%HR_{max}）、储备心率（HRR）、储备摄氧量（VO_2R）、主观疲劳感觉（RPE）、最大摄氧量的百分比（%VO_{2max}）、代谢当量（METs）以及每分钟消耗的能量（kcal/min），实际应用中，可根据个人的心肺耐力水平、健康状况、年龄、体适能水平等因素采用不同的方法确定有氧运动强度。

掌握多种运动强度计算方法有助于个体制定出个性化的提高心肺耐力的运动处方。结合运动智能手环的应用，每个人都可以掌握自己中等强度和较大强度的靶心率区间。以下介绍四种引自 ACSM 的简便常用的运动强度计算方法。

（1）第一种方法：最大心率百分比（%HR_{max}）法，计算靶心率方法见表 2-2。

表 2-2 最大心率百分比法计算靶心率过程

目的	计算一位 40 岁男士参加心肺耐力练习时，他的中等运动强度和较大运动强度的运动靶心率范围
涉及公式	①最大心率（HR_{max}）=207–0.7×年龄 这个公式适用范围广，可以适合所有年龄段和体适能水平的成年男女； 或 最大心率（HR_{max}）=220–年龄，该公式适用于年轻、健康的男性、女性
	②靶心率（THR）= HR_{max} × 预期强度（见表 2-1）
运动强度范围	最大心率在中等运动强度的范围：64%~76%； 最大心率在较大运动强度的范围：76%~95%
计算过程	①最大心率（HR_{max}）=207–0.7×40 =179 次 /min； ②计算中等运动强度靶心率区间： 靶心率区间下限 =HR_{max}× 预期强度 =179×64%=115 次 /min； 靶心率区间上限 =HR_{max}× 预期强度 =179×76%=136 次 /min； ③计算较大运动强度靶心率区间： 靶心率区间下限 =179×76%=136 次 /min； 靶心率区间上限 =179×95%=170 次 /min
计算结果	中等运动强度靶心率区间：115~136 次 /min； 较大运动强度靶心率区间：136~170 次 /min

建议使用运动智能手环，在运动中持续进行心率监测，精准把握最佳的运动锻炼项目、运动强度、运动时间和运动锻炼效果，达到提高心肺耐力体适能的目的。

（2）第二种方法：储备心率（HRR）法，计算靶心率方法见表 2-3。

表 2–3　储备心率法计算靶心率过程

目的	一位男士的安静心率（HR_{rest}）是 70 次 /min，最大心率（HR_{max}）是 180 次 /min，计算他的中等运动强度和较大运动强度的运动靶心率范围
涉及公式	靶心率 =（HR_{max}–HR_{rest}）× 预期强度 +HR_{rest}
运动强度范围	储备心率在中等运动强度的范围：40%~60%； 储备心率在较大运动强度的范围：60%~89%
计算过程	计算中等运动强度靶心率区间： 靶心率区间下限 =（HR_{max}–HR_{rest}）× 预期强度 +HR_{rest}=110 次 /min×40%+70 次 /min=114 次 /min 靶心率区间上限 =（HR_{max}–HR_{rest}）× 预期强度 +HR_{rest}=110 次 /min×60%+70 次 /min=136 次 /min 计算较大运动强度靶心率区间： 靶心率区间下限 =110 次 /min×60%+70 次 /min=136 次 /min； 靶心率区间上限 =110 次 /min×90%+70 次 /min=169 次 /min
计算结果	中等运动强度靶心率区间：114 次 ·min~136 次 /min； 较大运动强度靶心率区间：136 次 /min~169 次 /min

用储备心率法计算中等运动强度和较大运动强度靶心率区间，多了安静心率 HR_{rest} 和最大心率 HR_{max} 两项条件，考虑到不同人群基础心率的差异，反映了一定个体的身体状况和体适能水平。在这两个运动强度靶心率区间锻炼时，建议使用运动智能手环，精准把握最佳的运动锻炼项目、运动强度、运动时间，和运动锻炼效果，达到提高心肺耐力体适能的目的。

（3）第三种方法：储备摄氧量（VO_2R）法，计算靶 MET 方法见表 2-4。

表 2–4　储备摄氧量法计算运动强度靶 MET 过程

目的	一位女士的最大摄氧量 VO_{2max} 是 30mL/（mL/（kg·min），计算她中等运动强度和较大运动强度的运动靶储备摄氧量范围和靶 MET 范围
涉及公式	靶储备摄氧量（VO_2R）=（VO_{2max}–VO_{2rest}）× 预期强度 +VO_{2rest} 靶 MET= 靶 VO_2R ÷（1MET），1MET=3.5mL/（kg·min）
可用数据	最大摄氧量 VO_{2max}：30mL/（kg·min）； 安静摄氧量 VO_{2rest}：3.5mL/（kg·min）
运动强度范围	储备摄氧量中等运动强度的范围：40%~60%； 储备摄氧量较大运动强度的范围：60%~90%

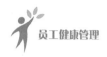

中等运动强度靶储备摄氧量 VO_2R 范围和靶 MET 范围	①计算储备摄氧量 VO_2R： $VO_2R=VO_{2max}-VO_{2rest}=30mL/(kg\cdot min)-3.5mL/(kg\cdot min)=26.5mL/(kg\cdot min)$； ②计算中等运动强度靶储备摄氧量 VO_2R 范围： 靶储备摄氧量 VO_2R 下限 $=(VO_{2max}-VO_{2rest})\times$ 预期强度 $+VO_{2rest}=0.4\times26.5mL/(kg\cdot min)+3.5mL/(kg\cdot min)=14.1mL/(kg\cdot min)$； 靶储备摄氧量 VO_2R 上限 $=(VO_{2max}-VO_{2rest})\times$ 预期强度 $+VO_{2rest}=0.60\times26.5mL/(kg\cdot min)+3.5mL/(kg\cdot min)=19.1mL/(kg\cdot min)$； 中等运动强度靶储备摄氧量 VO_2R 范围：14.1mL/(kg·min)~19.4mL/(kg·min)； ③计算中等运动强度靶 MET 范围： 中等运动强度靶 MET 的下限 $=14.1mL/(kg\cdot min)\div3.5mL/(kg\cdot min)=4.03METs$； 中等运动强度靶 MET 的上限 $=19.4mL/(kg\cdot min)\div3.5mL/(kg\cdot min)=5.5METs$； 即中等运动强度靶 MET 范围：4.03~5.5METs
较大运动强度靶储备摄氧量 VO_2R 范围和靶 MET 范围	计算较大运动强度靶储备摄氧量 VO_2R 范围： 靶储备摄氧量 VO_2R 下限 $=(VO_{2max}-VO_{2rest})\times$ 预期强度 $+VO_{2rest}=0.6\times26.5mL/(kg\cdot min)+3.5mL/(kg\cdot min)=19.4mL/(kg\cdot min)$； 靶储备摄氧量 VO_2R 上限 $=(VO_{2max}-VO_{2rest})\times$ 预期强度 $+VO_{2rest}=0.90\times26.5mL/(kg\cdot min)+3.5mL/(kg\cdot min)=27.3mL/(kg\cdot min)$； 较大运动强度靶储备摄氧量 VO_2R 范围：19.4~27.3mL/(kg·min)； 较大运动强度靶 MET 的上限 $=27.3mL/(kg\cdot min)\div3.5mL/(kg\cdot min)=7.8METs$； 较大运动强度靶 MET 范围：5.5~7.8METs

通过最大摄氧量 VO_{2max} 可以计算出中等运动强度靶 VO_2 和靶 MET 的范围。在本章第三节中介绍了最大摄氧量或次最大摄氧量的测量方法，大家尝试计算一下，掌握自己中等运动强度的靶 MET 的范围，提高锻炼效果。

（4）第四种方法：通过走路和跑步的速度，计算运动绝对强度 METs，如表 2-5 所示。

表 2-5 走路和跑步的速度计算运动强度 METs

目的	一位男士 70kg，如果以 5.6km/h 在平地快速走路 30min，每周走 5 天，计算走路的运动强度 METs 和每周的走路运动量；如果以 8.5km/h 在平地慢跑 20min，每周跑 3 天，计算慢跑的运动强度 METs 和每周的跑步运动量
涉及公式	走路摄氧量 VO_2=3.5+0.1×速度（m/min）+1.8×速度（m/min）×坡度； 跑步摄氧量 VO_2=3.5+0.2×速度（m/min）+0.9×速度（m/min）×坡度； 绝对运动强度 METs=VO_2÷（1MET）； 每周消耗运动量 =METs×体重×时间×次数
可用数据	1MET=3.5mL/（kg·min）； 1METs=1.05kcal/（kg·h）
走路的运动强度和运动量计算方法	走路速度 =5.6km/h=93.3m/min； 走路摄氧量 VO_2=3.5+0.1×速度(m/min)+0=3.5+9.33=12.83mL/（kg·min）； 走路的绝对运动强度（METs）=12.83÷3.5=3.8METs； 每周消耗运动量 =3.8×1.05×70×0.5×5=698kcal
跑步的运动强度和运动量计算方法	跑步速度 =8.5km/h=141.6m/min； 跑步摄氧量 VO_2=3.5+0.2×速度（m/min）+0=3.5+28.3=31.8mL/（kg·min）； 跑步的绝对运动强度（METs）=31.8÷3.5=9METs； 每周消耗运动量 =9×1.05×70×（20/60）×3=661kcal

这一节重点讨论了中等运动强度有氧锻炼和较大运动强度锻炼靶心率区间，这是一个宽泛的范围，刚开始锻炼或者运动能力、基础一般的员工在中等运动强度有氧锻炼靶心率区间运动即可，再结合控制饮食会有很好的减重效果。经过1~2 年的中等运动强度有氧锻炼，心肺耐力和体适能水平会逐步提高，随后可以适当提高运动强度，在中等运动强度的上限和较大运动强度区间之间的强度锻炼，继续提高心肺耐力体适能。除高风险人群外，不建议健康人群和心肺耐力尚可的人群只停留在低强度和较低强度区域范围锻炼，因为对提高心肺耐力机能及减脂的作用不大。

（二）运动时间

指一段时间内进行的运动锻炼活动总时间（如每节训练课、每天或每周的时间）。对大多数成年人推荐的运动量是，每天累计进行至少 30~60min（每周至少 150min）的中等强度运动，或每周至少三天的 20min（每周至少 75min）的较大强度运动，或中等和较大强度运动相结合的运动。当然，每天的运动时间不足20min 对健康仍是有益的，尤其是那些以前经常处于静坐少动状态的人。如果运

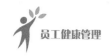

动训练的目的是管理体重，那么可能需要更长的时间（每天至少 60~90min），特别是那些大部分时间都是静坐少动的个体。

（三）运动频率

美国运动医学会推荐大多数成年人，推荐每周进行至少 5 次中等强度的有氧运动，或者是至少 3 天较大强度的有氧运动，或者是每周进行 3~5 天中等强度和较大强度相结合的运动。

（四）运动量

运动量是由运动的频率、强度和时间（持续时间）共同决定的。运动量对促进健康、体适能的重要作用已被证实，它对身体成分和体重管理的重要性尤为突出。因此可以用运动量来估算运动处方的总能量消耗，运动量的标准单位可以用 MET·min/wk 和 kcal/wk 表示。每周的能量消耗可以用来评价运动量能否到达了促进健康、体适能的推荐量。

（1）代谢当量（Metabolic Equivalent，MET），是能量消耗的指标，也称为梅脱。MET 是运动时的代谢率与安静时代谢率的比值。1MET 相当于安静、坐位时的能量代谢率，换算成耗氧量的话，1MET=3.5ml/（kg·min）。

（2）MET·min，也是衡量能量消耗的一个指标，它是对人们从事各种体力活动的总和进行标准的量化。计算方法是用一项或多项体力活动的 MET 乘以进行每项活动的时间（即 MET·min）；通常用每天的 MET·min 来衡量运动量的大小。

（3）千卡（kcal），指 1kg 水温度升高 1℃所需要的热量。使用 MET 来计算 kcal/min 时，需要已知运动者的体重，即 kcal/min=[METs×3.5ml/（kg·min）× 体重（kg）÷1000]×5。通常用每周或每天活动所消的千卡作为能量运动量的标准。

例如：

某男性运动者，每天进行 30min 的慢跑锻炼（约 7METs），每周运动 3 天，那么他每周的总运动量为：

7METs×30min×3 次/wk ＝ 630MET·min/wk

（7METs×3.5ml/（kg·min）×70kg）÷1000×5 ＝ 8.575kcal/min

8.575kcal/min×30min×3 次/wk ＝ 771.75kcal/wk

美国运动医学学会推荐给大多数成年人的合理运动量是 ≥500~1000MET·min/wk。这一运动量大约相当于每周消耗 1000kcal 的中等强度的体力活动，或大约每周 150min 中等强度的运动。

对于一些体适能较低的健身者来说，每周小于 1000kcal 的运动量也能提高其健康、体适能水平。但是对于大多数成年人来说，更大的运动量能得到更多的健康、体适能益处，同时更大的运动量也有助于降体重和长期保持降体重成果。

目前，最大的安全运动量还不清楚。虽然需要进一步研究来确定最大安全运动量，但是在向运动者推荐每周进行超过 3500~4000 kcal 范围的运动量时，需要慎重权衡发生过度训练造成损伤的可能性。

二、居家抗阻力量练习的方法

（一）居家抗阻力量练习的基本要求

抗阻力训练（Resistance Training）又称抗阻训练，是一种对抗阻力的运动，主要是训练人体的肌肉力量。抗阻训练的目的是：能有效地控制、延缓或预防诸如骨质疏松、2 型糖尿病和肥胖等慢性疾病。美国运动医学学会认为采用负荷运动（如负重和抗阻训练）可以保持骨骼健康，并且主张人们将这种运动作为锻炼计划的一部分，特别是有低骨密度和骨质疏松症高风险人群更应进行这种运动。因此，无论是青年员工还是中老年员工，都要制定一个抗阻训练方案，把抗阻力量练习规划到每个人的健身计划中去，以提高员工的健康水平，预防慢性疾病发生。

运动强度根据最大重复次数（1-RM）来确定。1-RM 指的是在正确姿势和一定规则下，全关节活动范围内所能完成的最大阻力值。

（1）抗阻训练的频率：推荐所有成年人每周对每一个大肌群训练 2~3 次，并且同一肌群训练的时间间隔为 48~72h。

（2）抗阻训练的顺序：先大肌群后小肌群，先多关节后单关节，主要进行腿部、腹部、胸部和后背部大肌肉群的练习。

（3）抗阻训练重复次数和组数：抗阻训练的强度和每组动作的重复次数是负相关。也就是说，强度或阻力越大，需要完成的次数越少。为了提高肌肉的力量和体积以及在某种程度上提高肌肉耐力，抗阻训练中一组动作的重复次数应该为 8~12 次，每次 2~4 组，组间休息少于 1min。受居家条件的限制换算成负荷强度大约为 40%~60% 最大重复次数（1-RM），每次练习挑选 4~6 个动作，练习时间 40~60min。

（4）如果抗阻训练的目的主要是提高肌肉耐力，而不是增加力量和体积，应该采用增加重复次数、缩短组间休息时间、减少组数（如同一肌群进行 1~2 组）的训练方案。这种训练以强度或阻力 25%~40%（1-RM）为特点。同样地，对于更容易发生肌腱损伤的年龄较大和体适能较差的健身者来说，开始实施抗阻训练运动处方时，应以多重复次数（如 10~15 次 / 组）、中等 RPE 强度为宜。

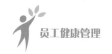

（二）居家力量训练方法

居家力量练习的优点是方便、可以随时进行，但缺点是器械不如健身中心丰富，并且容易受到家庭事务的影响。在简单器械装备的支持下，普通健身者可以很好地进行锻炼。现推荐10个健身动作，仅仅需要添加瑜伽垫、长条凳子、哑铃、小杠铃、引体向上支架等简单器械，就能够有效打造腿部、胸部和背部肌肉。

锻炼者不必经常变换动作，因为训练的关键变量是负荷量。遵循循序渐进原则，增加运动负荷，是不断取得进步和坚持力量锻炼的关键之一。

1.俯卧撑

俯卧撑动作要领见图2-1：①从基础俯卧撑位置开始，双手垂直于肩下，身体呈直线；②屈肘到体侧，身体下压几乎贴地；③保持腹肌紧缩，身体呈直线；④坚持1s，推回起始位置；⑤重复3组，每组15次。

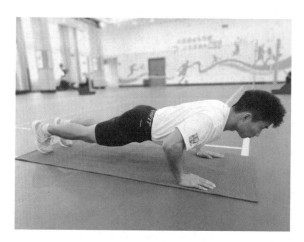

图2-1　俯卧撑动作要领

2.仰卧起坐

仰卧起坐动作要领见图2-2：身体仰卧于地垫上，屈膝呈90°左右，脚部平放在地上。平地上切勿把脚部固定（例如由同伴用手按着脚踝），否则大腿和髋部的屈肌便会加入工作，从而降低了腹部肌肉的工作量。根据本身腹肌的力量而决定双手安放的位置，双手越是靠近头部，进行仰卧起坐时便会越感吃力。初学者可以把手靠于身体两侧，当适应了或体能改善后，便可以把手交叉贴于胸前。

初学者要避免一次性做过多次数的仰卧起坐，最初进行时可以尝试先做5次，然后每次练习加多一次，直至达到15次左右，这时便可尝试多做一组，直至到达3组为止。

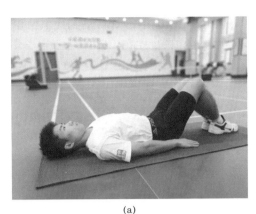 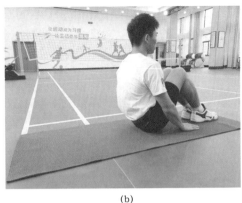

(a) (b)

图 2-2 仰卧起坐动作要领

（a）仰卧姿势；（b）起坐姿势

3. 徒手跳绳

徒手跳绳动作要领见图 2-3：徒手跳绳就是不拿跳绳而摆动双臂，做出跳绳的动作，双脚齐跳用脚掌着地，离地高度 1~5cm，然后双手好像拿跳绳一样的摆动。每分钟跳 120 个左右，跳 3~5min，每次跳 2~3 组。

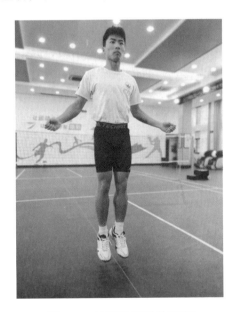

图 2-3 徒手跳绳动作要领

4. 哑铃飞鸟

哑铃飞鸟需要控制哑铃移动路径，要求练习者稳定上体。动作要领见图 2-4：
①躺于平凳上，双臂充分伸展，双手持哑铃置于胸部正上方，掌心向内，哑铃触

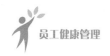

员工健康管理

碰在一起；②肘部保持微弯，直臂外展至与地面平行；③当哑铃移动到最低位置时，稍停，默数1、2；④运用"熊抱式移动"，将哑铃推至最上方。

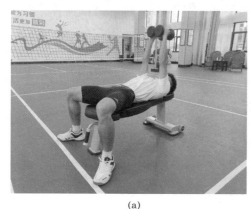
(a)

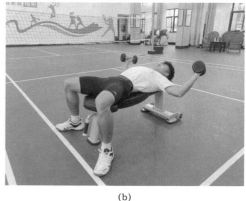
(b)

图 2-4　哑铃飞鸟动作要领

（a）动作要领（一）（b）动作要领（二）

5. 引体向上

引体向上动作要领见图2-5：正手引体向上在垂吊时，双臂竖直向上，双手略宽于肩，掌心向前，双脚离开地面，腹直肌、腹横肌、腹内外斜肌等骨骼肌做等长收缩以保证脊柱处于中立位。躯干向上运动时，肱二头肌、肱肌做远固定向心收缩使肘关节屈；背阔肌、三角肌后束做近固定向心收缩，使大臂在肩关节处做内收动作，此环节背阔肌收缩为引体向上动作提供主要动力，斜方肌中、下束和菱形肌做近固定向心收缩，使肩胛骨下回旋动作；在躯干向下运动的过程中，关节运动方式与躯干向上运动过程相反，所有参与运动的骨骼肌做离心收缩以控制躯体下降速度。

引体向上如拉不上，可以悬垂 30~60s，每次 2~3 组。

6. 卧推

卧推动作要领：仰卧在平板上，抓住杠铃杆，握距与肩同宽或略宽，双脚着地，头部、肩部和臀部始终紧靠卧推凳。先将杠铃移至胸部，呼气，快速上推杠铃，保持匀速，双臂肘关节充分伸展。吸气，放下杠铃，回到起始位置。整个过程要保持挺胸收腹，见图2-6。

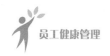

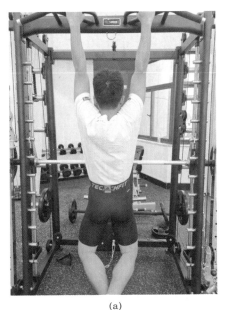 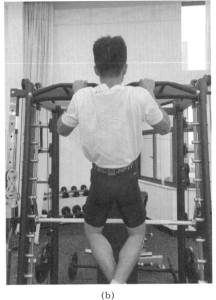

(a)　　　　　　　　　　　　　　　　(b)

图 2-5　引体向上动作要领

（a）动作要领（一）；（b）动作要领（二）

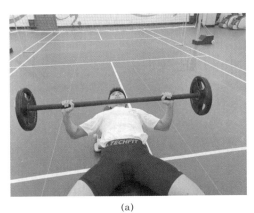 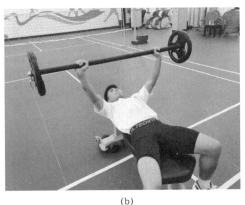

(a)　　　　　　　　　　　　　　　　(b)

图 2-6　哑铃卧推动作要领

（a）动作要领（一）；（b）动作要领（二）

7. 徒手深蹲

　　徒手深蹲动作要领见图 2-7：①双脚分开，脚跟之间的距离与肩同宽或者略宽于肩；②脚尖外展，30° 左右，依然根据自身结构而定；③挺胸，收腹，腰背部挺直，保持正常姿势，不要过挺；④双手前平举或者胸前交叉；⑤开始下蹲的时候，臀部先往后伸一下，躯干伴随微前倾，屈髋屈膝，下蹲；⑥下蹲过程中，

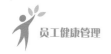

躯干有控制地前倾，但应时刻标保持腰背部挺直；⑦下蹲深度要求臀部明显低于膝关节；⑧膝关节运动方向应和脚尖朝向一致，脚尖分开多少，腿就应该叉开多少；⑨重心放在足中或者足跟，膝关节可以微微超过脚尖；⑩徒手状态下下蹲吸气站起呼气。

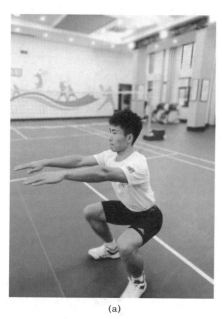 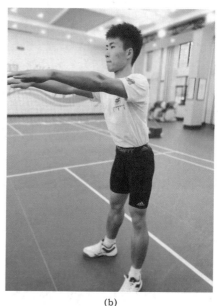

(a)　　　　　　　　　　　　(b)

图 2-7　徒手深蹲动作要领

（a）动作要领（一）；（b）动作要领（二）

训练建议：刚开始可以一周一次练习，每组控制在 12~15 个，一次 3~5 组，每组中间休息 30s~1min，不大口喘气就行。坚持三个月之后可增加一周两次练习，循序渐进。

8. 双杠臂屈伸

双杠臂屈伸是训练肱三头肌的最佳练习。双杠臂屈伸同时也训练胸部和三角肌前束。完成双杠臂屈伸，必须具备很强的力量和平衡能力。双杠臂屈伸的优点是可以利用自身重量。如果不能完成整组双杠臂屈伸，那么能做多少就做多少。动作要领见图 2-8：①身体位于双杠之间，双臂支撑体重，双臂充分伸展，置于体侧；②屈肘，缓慢地放低自己在双杠之间的位置，直至双肘都形成 90° 夹角；③暂停，默数 1、2，然后下压双杠恢复起始姿势。

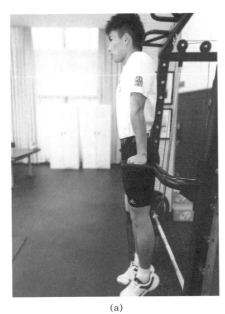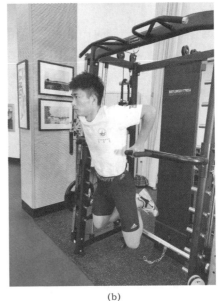

(a)　　　　　　　　　　　　　　　　(b)

图 2-8　双杠臂屈伸动作要领

（a）动作要领（一）；（b）动作要领（二）

9.平板支撑

平板支撑动作要领见图 2-9：①双肘和地面垂直，支撑点在双肩正下方，不能有一丝倾斜；②眼睛看地面，保持颈部自然伸直，避免颈部借力；③保持肩膀、臀部、膝盖和脚踝在同一条直线上，不塌腰，不借力；④脚部并拢，双腿内侧夹紧保持肌肉紧张感，腿伸直，腿部夹紧；⑤坚持 30~60s，重复 3 次。

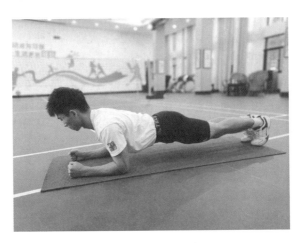

图 2-9　平板支撑动作要领

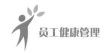

10. 负重深蹲

负重深蹲动作要领见图 2-10：深蹲是伸髋、膝的双关节动作，可划分为准备姿势、下蹲和蹲起三个阶段：①准备姿势，抬头挺胸直腰，背部挺直，将横杠放在隆起的斜方肌和三角肌上，调整平衡；②下蹲，做好准备姿势后，深吸气的同时慢慢屈膝控制下蹲。下蹲时膝关节的方向同脚尖的方向，蹲至大腿平行于地面或稍低于膝。下蹲速度不宜过快，应掌握好节奏，起码下蹲的速度不能比蹲起的速度快；③蹲起，深蹲锻炼价值最大的是蹲起阶段，此阶段注意力集中在腿部，腿部全部用力，同时呼气。头要抬起，想象蹬腿用力使头能向上顶，而不要先抬起臀部后直腰。整个蹲起过程要保持重心稳定，脚不能移动。

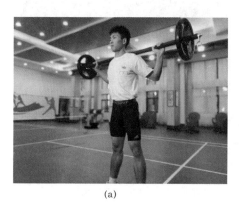 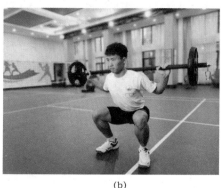

(a)   (b)

图 2-10 负重深蹲伸动作要领

（a）动作要领（一）；（b）动作要领（二）

三、柔韧性运动练习方法

成年人的柔韧性运动方法为：每周至少 2~3 次对主要肌肉、肌腱（如颈部、肩部、上背部和下背部、腰部、臀部和下肢）进行柔韧性训练，在感到肌肉轻微紧张后保持 10~30s，每个动作重复 2~4 次。推荐大多数人进行静力性拉伸保持10~30s；老年人保持 30~60s 获益更多。建议采用静力性拉伸、动力性拉伸和动态关节活动度技术来提高柔韧性。进行拉伸训练时，在关节活动范围内要避免出现不适，不要过度拉伸，以免出现损伤。

柔韧性训练要点总结：

（1）当肌肉充分活动后，牵拉效果最好。

（2）柔韧性牵拉训练应安排在心肺耐力或抗阻训练之后。

（3）牵拉的强度，拉伸至感觉到拉紧或轻微的不适。

（4）每周至少进行 2~3 天的柔韧性牵拉练习。

第三章 运动锻炼与自我评价

本章主要介绍做家务、工作、步行、运动等身体活动所对应的代谢当量，绝对运动强度和相对运动强度的概念，员工身体活动指南和运动锻炼的自我评价。

第一节 身体活动及其健康益处

一、身体活动的概念

1. 身体活动

身体活动（Physical Activity，PA）又称体力活动，是指由骨骼肌收缩引起的，能使机体能量消耗增加的一切身体运动。身体活动包括工作相关的身体活动、交通中的身体活动（步行、骑自行车等）、家庭中身体活动（做家务、照看小孩、园艺等）和闲暇时间的身体活动（包括参与各种体育运动、为提高体质与健康水平而进行的体育锻炼等）。进行身体活动时，人体的反应包括心跳、呼吸加快、循环血量增加、代谢和产热加速等。这些反应是身体活动产生健康效益的生理基础。

由身体活动的定义可以看出，有身体活动就有能量消耗（Energy Expenditure，EE），身体活动的多少与能量消耗成正比。身体活动有关的能量消耗是人体日常能量消耗的一部分。个体每天的能量消耗由以下几个部分组成：基础代谢（Basic Metabolic Rate，BMR），约占总能量消耗的 60%~70%；食物特殊动力学作用，约占 10%；各种类型的体力活动与运动，约占总能量消耗的 20%~30%。其中，基础代谢是最主要的部分，影响基础代谢的主要因素是年龄、性别、身体成分等。身体活动能量消耗虽然远低于基础代谢，但它是个体日常能量消耗中可变的部分，也是最重要的可调节部分。

2. 运动锻炼

运动锻炼是有计划、有组织、可重复的体力活动，旨在促进或维持一种或多

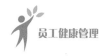

种体适能组成的体力活动。运用各种身体练习方法（包括徒手或器械），以愉悦身心、强身健体、改善运动能力与提高健康水平等为主要目的的身体活动。

3.体适能

体适能是指个体拥有或获得与完成体力活动能力相关的一组要素或特征。这些要素通常分为健康相关体适能和技能体适能。健康相关体适能包括心肺耐力，持续体力活动中循环和呼吸系统供氧能力；身体成分，肌肉、脂肪、骨骼和身体其他重要成分的相对含量；肌肉力量，肌肉最大用力的能力；肌肉耐力，肌肉无疲劳状态下连续运动的能力；柔韧性，关节运动的有效范围。技能体适能亦称运动体适能，是运动员在竞赛中，为了夺取最佳成绩所需具备的体适能。体适能中与技能相关的参数是灵敏度、平衡性、协调性、爆发力、反应时与速度。

二、身体活动的强度及其衡量

（一）身体活动强度的常用指标

身体活动强度分为绝对强度（也称物理强度）和相对强度（也称生理强度）两类指标。同一种运动的绝对强度是一致的，而不同生理状态个体的疲劳感等相对强度可能存在较大差异。如以 8.5km/h 速度慢跑，运动的绝对强度是 9 MET，大部分人员的相对强度心率在 140 左右，但是，训练有素心肺耐力好的相对强度心率只有 130 左右。

1.绝对强度

根据身体活动的绝对物理负荷量测定的强度水平，通常为普通健康成年人的某种运动测定结果。常用指标为代谢当量（MET）。代谢当量是指相对于安静休息时运动的能量代谢水平，1MET 相当于每 min 每 kg 体重消耗 3.5mL 的氧，或每千克体重每小时消耗 1.05kcal（4.4kJ）能量的活动强度 [1MET =1.05kcal/（kg·h）]。代谢当量是目前国际上反映运动绝对强度的常用指标。

2.相对强度

相对强度是根据生理反应情况测定的强度水平，主要包括：

（1）主观性的疲劳感，常用指标为自觉运动强度量表（即伯格 Borg 量表，也称为 RPE 量）等级可以分为轻、中、重三个水平。

（2）客观的心率水平、耗氧量等。常用指标为最大心率百分比（%HR_{max}）、最大耗氧量百分比（%VO_{2max}）、靶心率等。运动时的心率作为训练时运动强度的监测指标，称为目标心率或称靶心率。

（二）身体活动强度的衡量

由于人体对不同强度身体活动的生理反应及相关的健康效应不同，通常需要衡量和区分身体活动的强度。

1. 绝对强度的衡量

依据绝对强度指标，即代谢当量水平，身体活动可以分为：≥6METs 为高强度活动；3~5.9METs 为中等强度活动；1.6~2.9METs 为低强度活动；1.0~1.5METs 为静态行为活动（之前的分类是将≤3.0METs 的统称为低强度，近年来有关证据已将两者区分，如表 3-1 所示）。其中静态行为活动是指代谢当量为 1.0~1.5METs，并且为坐、躺姿势阅读、看电视，或使用手机、电脑等电子产品的活动。

表 3-1 低、中等和高强度身体活动对应的代谢当量（METs）

身体活动	低（<3METs）	中（3~6METs）	高（≥6METs）
步行、慢跑	在住宅或办公室周围漫步：2	平地步行 4.5km/h：3.1；快速健步走 6.5km/h：5	慢跑 8km/h：8.1；慢跑 10km/h：10.5
居家和工作	静坐：用电脑、伏案工作、应用轻便的手控工具：1.5；站立时轻度工作，如铺床、洗碗、熨衣服、做饭或储藏；杂物：2.0~2.5	费力的清扫：擦窗户、擦车、打扫储藏室：3.0；扫地、吸尘、拖地：3.0~3.5；木工工作：3.6；搬运和堆积木材：5.5；推割草机割草：5.5	铲沙子、煤等：7.0；搬重物，如砖头：7.5；做重农活，如排水：8.0；铲土或挖沟：8.5
休闲时间和运动	绘画和手工、打牌：1.5；台球：2.5；划船（手动）：2.5；门球：2.5；飞镖：2.5；钓鱼（坐）：2.5；演奏多数乐器：2.0~2.5	打羽毛球：娱乐性：4.5；平地自行车：低速（12~16km/h）：4；打篮球：投篮：4.5；跳舞：慢舞：3.0；快舞：4.5；在河边步行钓鱼：4.0；乒乓球：4.0；网球双打：5.0；打气排球，非竞争性：3.0~4.0	平地自行车，中速（16~19.5km/h）：6.0；打篮球：8.0；自行车，高速（19.5~22.5km/h）：8；踢足球，随意：7.0；竞赛：10.0；游泳，休闲：6.0；游泳，中/强：8~11；网球单打：8.0；打排球，馆内竞争性：8.0

注 引自《ACSM 运动测试与运动处方指南（第九版）》。

美国运动医学会自 1993 年以来先后发布和更新了三版代谢当量数据库，也就是身体活动概要（Compendium of Physical Activity），对人们生活、工作、交通、

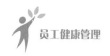
娱乐等范畴的数百种运动的代谢当量给予赋值，以供参考查阅使用。该数据库已在世界范围内得到广泛认可和应用。

2.相对强度的衡量

（1）最大心率百分比法。中等强度的心率一般为60%~75% HR_{max}。其中粗略估算最大心率的公式即 HR_{max}=207–0.7×年龄（岁），被认为可适用于所有年龄段和体适能水平的成年男女。运动中的心率可以通过运动智能手环直接监测。运动后可以进行数据分析，项目的运动强度——对应相对运动强度心率，看看运动个体是否在中等运动强度靶心率区间里运动，以提高锻炼效率。

下面给出两个例子：

例1：男子50岁，以平均配速7∶09min/km慢跑锻炼，如图3-1所示，对应的平均心率138次/min。50岁男子的中等运动强度靶心率区间（110~130次/min），相当于8.4km/h，绝对运动强度9METs。从运动智能手环对应App上，可以看到慢跑的运动强度对应的平均心率为138次/min。说明该男子在进行较大运动强度的有氧运动，对提高心肺耐力是有益的，且运动强度适中。

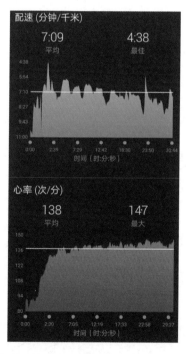

图3-1　运动智能手环显示该男子以配速7∶09min/km慢跑时

对应平均心率为138次/min

例 2：男子 40 岁，以平均配速 10min49s/km 走路锻炼，相当于 5.6km/h，绝对运动强度 4METs，从运动智能手环对应 App 上，可以看到中速走路的运动强度对应的平均心率为 98 次 /min，如图 3-2 所示。40 岁男子对应的中等运动强度靶心率区间是（115~136 次 /min），以 5.6km/h 走路时没有达到中等强度靶心率区间强度，说明该男子心肺耐力好，快速走路对他来说运动强度是偏小的。锻炼时要增加运动强度，采用走跑结合或者慢跑的形式，这样可以在中等运动强度靶心率区间锻炼，提高锻炼效果。

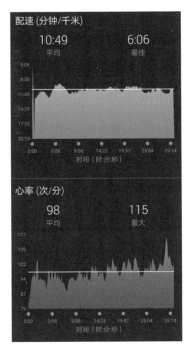

图 3-2　运动智能手环显示该男子以配速 10min49s/km 快速
走路时对应平均心率为 98 次 /min

（2）RPE 量表法。常用 6~20 级的表。按照主观疲劳程度分级，中等强度通常在 11~14 区间内。具体测量方法为：将主观的疲劳程度 "6" 作为最低水平（最大程度的轻松感，无任何负荷感），"20" 作为最高水平（极度疲劳感），然后针对所进行的具体活动（如跑步）的疲劳感进行主观估计，不同个体的感觉可能存在明显差异。如慢跑对于职业运动员而言，可能感到非常轻松，为 "7" 或 "8"，而对于一名很少锻炼的成年人，可能会感到比较累，即 "14"。RPE 分级详见表 3-2。

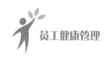

表 3-2　自觉运动强度（RPE）分级表

分级	6	7	8	9	10	11	12	13	14	15	16	17	18	19	20
RPE	非常轻		很轻		有点累		稍累		累		很累		非常累		

　　健康活动指导中，自我感知运动强度更方便实用。中等强度活动的自我感觉有：心跳和呼吸加快，用力但不吃力，可以随着呼吸的节奏连续说话，但不能放声唱歌，如尽力快走时的感觉。一般健康人还可以根据活动中的心率来感觉和控制强度，但对于老年人和体质较差者，则应结合自己的体质和感觉来确定强度。

三、身体活动量的衡量

1. 国际通用的身体活动量衡量指标

　　国际通用的身体活动量是指身体活动强度与单次或累计时间的乘积，一般用梅脱·分钟（MET·min）或梅脱·小时（MET·hour）表示。即：一次具体身体活动的活动量（梅脱·分钟，MET·min）等于该活动的强度（梅脱值）与持续时间（分钟）的乘积。一定时间内的活动量可以累积，不同类型身体活动的活动量也可以相加。例如，健康成人每天以 4km/h 的速度走路 30min，每周 5 天。这项身体活动的活动量计算公式为：

　　每天走路的活动量（MET·min）=3.0MET×30min=90MET·min，

　　每周走路的活动量（MET·min）=90MET·min×5=450MET·min

2. 千步当量

　　中国 2011 年推出了《中国成人身体活动指南（试行）》，该指南中的身体活动量的基本衡量单位定义为"千步当量"。该指标的提出是为了便于我国居民估计和折算各类身体活动的活动量或能量消耗。具体而言，1 个千步当量相当于普通人中等速度（4km/h）步行 10min（约 1 千步），即 3MET×10min=30MET·min 的身体活动量。千步当量也可以根据体重转换为能量消耗，也就是说 60kg 体重的人进行 1 千步当量的活动，约消耗能量 132kJ（31.5kcal）。不同运动强度 10min 的能量消耗见表 3-3。

表 3-3　不同运动强度、体重的能量消耗（kcal/10min）

强度（METs） 体重（kg）	3	4	5	6	7	8	9	10
60	31.5	42	52.5	63	73.5	84	94.5	105
80	42	56	70	84	98	112	126	140

基于此，各种身体活动均可以用千步当量来衡量和换算。活动强度大，代谢当量值高的身体活动，达到 1 个千步当量的活动量所需要的时间就短，反之，所需要的时间就长。比如，7METs 的慢跑达到 1 个千步当量仅需要大约 4min，4METs 的骑车达到 1 个千步当量则需要约 7min。

四、身体活动的健康益处

运动不足给个体带来了很多健康隐患，有规律的运动锻炼对预防慢性疾病起着重要的作用。在中国参加运动锻炼的个体仅占人口总数的 30% 左右，而且年龄段呈现两头多、中间少的现象，多数人运动不足。居民运动不足不只是中国面临的问题，也是世界问题。世界卫生组织指出，大约 60% 的人不能满足每天 30min、每周 3 次及以上的中等强度运动锻炼。

过多静态行为对健康的危害逐渐得到关注和证实过多的久坐行为会显著增加全死因死亡、心血管疾病发病与死亡和 2 型糖尿病发病风险。对于缺乏中高强度身体活动的人群，过多静态行为的危害更为显著。经常参加运动锻炼能够明显地改善个人的健康水平。身体活动对于健康的益处主要表现在以下 6 个方面。

（1）就运动强度而言，中等强度（3~5.9 METs）身体活动，如 4~7km/h 的快走和低于 7km/h 的慢跑，可以降低心血管病、糖尿病、结肠癌和乳腺癌等慢性病的风险和病死率。强度大于或等于 7 METs 的活动具有更强的预防疾病作用；中等运动强度的活动可以增加能量消耗，有助于体重控制。

（2）就运动时间而言，每天 30min 中等强度活动对心血管病、糖尿病和相关并发症预防作用证据充分，且延长活动时间可以获得更大的健康效益。虽然增加身体活动强度和延长中等强度的活动时间都能增加活动量，但后者造成运动伤害的风险会更低。

（3）身体活动的健康效益有赖于长期坚持。机体在重复一定强度的活动过程中所产生的适应性，也可降低发生运动意外伤害的风险。运动还可以降低患骨质疏松的概率，尤其是对于年龄大一些的人，定期锻炼可以缓解骨质损失、增强骨质密度，减轻关节疾病的症状，帮助保持关节柔韧度和关节腔的结构处于最佳状态。

（4）每周 150min 中等强度或 75min 较高强度（约每周 8~10 METs·h）身体活动总量可以增进心肺功能、降低血压和血糖、改善血糖、血脂代谢、调节内分泌系统、提高骨密度、保持或增加瘦体重、减少体内脂肪蓄积、控制不健康的体重增加等，可以使冠心病、脑卒中、2 型糖尿病、乳腺癌和结肠癌的发病风险下降 20%~30%。身体活动量增加到每周 300min 中等强度或 150min 较高强度（总

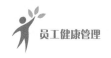

量 20 METs·h），可以获得更多的健康效益。

（5）坚持规律运动还能够在一定程度上改善机体免疫功能，提高机体的抗病能力，减缓机体的衰老速度。运动可以促进血液循环，以带动氧气和营养，增加细胞活力，降低患病的可能性，保持身体各个系统的健康、较好的精神状态，从而增加人体的免疫力。

（6）运动可以愉悦身心，减轻员工的心理压力。运动可以使员工的身心放松并恢复体力，能够有效降低身心的紧张程度，改善员工的精神状态，可以调节并减轻其生活和工作压力，改善睡眠质量，缓解员工的焦虑紧张情绪。

第二节　员工身体活动指南

合理选择有益健康的身体活动量，应遵循动则有益、贵在坚持、多动更好、适度量力的 4 项基本原则。关于要进行多少身体活动，许多国家都陆续出台和更新适用于本国的身体活动指南。WHO 于 2010 年出台的《有益健康的身体活动建议》对不同年龄人群的身体活动进行了原则性的建议，影响相对较广。中国先后于 2011 年出台了《中国成人身体活动指南（试行）》。本节将介绍不同年龄人群的身体活动推荐。

一、员工身体活动指南

1. WHO《有益健康的身体活动建议》

18~64 岁成年人的身体活动包括日常生活、家庭和社区环境内的休闲时间活动、交通往来（如步行或骑自行车）、职业活动（如工作）、家务劳动、玩耍、游戏、体育运动或有计划的锻炼等。该年龄组人群参加身体活动的目的是增进心肺、肌肉和骨骼健康，改善生活质量、减少慢性非传染性疾病、抑郁症风险。

（1）18~64 岁成年人应每周至少完成 150min 中等强度有氧活动，或每周累计至少 75min 高强度有氧活动，或中等和高强度两种活动相当量的组合。

（2）有氧活动应每次至少持续 10min。

（3）为获得更多的健康效益，成人应增加、达到每周 300min 中等强度或每周 150min 高强度有氧活动，或中等和高强度两种活动相当量的组合。

（4）每周至少应有 2 天进行大肌群参与的增强肌肉力量的活动。

2. 美国运动医学学会有氧运动（心肺耐力）推荐

美国运动医学学会的有氧运动处方 FITT—VP 为人们提供了个性化的训练计划，内容包括运动的频率（Frequency）、强度（Entensity）、时间（Time）、方式（Type）、量（Volume）和进度（Progression）。运动配方的制定取决于运动者的身体条件和训练目标。表3-4总结了有氧运动处方的FITT-VP。

表3-4　ACSM证据支持的有氧运动（心肺耐力）推荐

FITT-VP	有氧运动推荐
频率	中等强度运动每周不少于5天或较大强度运动每周不少于3天，或中等强度加较大强度运动每周不少于3~5天
强度	推荐大多数成人进行中等和（或）较大强度运动；轻到中等强度运动可使非健康个体获益
持续时间	推荐大多数成人进行每天30~60 min的中等强度运动，或20~60 min的较大强度运动，或中等到较大强度相结合的运动； 每天小于20 min的运动也可使静坐少动人群获益
类型	推荐进行规律的有目标的、能动用主要肌肉群、表现为持续有节律性的运动
运动量	推荐的运动量每周应至少500~1000 MET·min； 每天至少增加2000步，使每天的步数不少于7000步，可以获得健康益处； 不能或不愿意达到推荐运动量的个体进行小运动量的运动也可获得健康益处
模式	运动可以是每天一次性达到推荐的运动量，也可以是每次不少于10min的运动时间的累计； 每次少于10 min的运动适用于健康状况差的病人
进度	对运动的持续时间、频率和（或）强度进行调整，逐步达到运动目标； 循序渐进的运动方案可以促使锻炼者坚持锻炼，减少骨骼肌损伤和不良心血管事件

注　引自《ACSM运动测试与运动处方指南（第九版）》。

3.《中国成人身体活动指南（试行）》

中国与WHO的建议活动量和类型基本一致，区别在于引入了"千步当量"的身体活动量指标，并强调了日常生活应活跃起来。具体建议为：

（1）成人应每日6~10千步当量身体活动。

（2）经常进行中等强度的有氧运动。

（3）积极参加各种体育和娱乐活动。

（4）通过专门锻炼保持肌肉和关节功能。

（5）日常生活"少静多动"。

其中，"每日6~10千步当量身体活动"包括了日常生活、交通、职业和业余锻炼等所有形式和强度的身体活动，不强调每次活动的持续时间，重视的是活跃

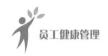

的生活方式。"经常进行中等强度的有氧运动"强调了强度和频率，并推荐每次活动应该至少达到 10min，每天应累积达到 4~6 千步当量，每周 5~7 天，推荐每周 24~30 千步当量。同时，为了维持和提高肌肉的功能，推荐进行基本运动功能练习及日常功能练习，建议每周 2~3 次，隔日进行适宜的阻力负荷练习。常见活动达到 1 千步当量的时间见表 3-5。

表 3-5　完成 1 千步当量的中高等强度活动所需时间

活动项目		代谢当量（METs）	千步活动量时间（min）	强度分类
步行	4km/h，水平硬表面；下楼；下山	3	10	中
	4.8km/h，水平硬表面	3.3	9	中
	5.6km/h，水平硬表面；中慢速上楼	4	8	中
	6.4km/h，水平硬表面；0.5~7kg 负重上楼	5	6	中
	5.6km/h 上山；7.5~11kg 负重上楼	6	5	重
自行车	<12km/h	3	10	中
	12~16km/h	4	8	中
	>16km/h	6	5	重
居家	整理床铺，搬桌椅	3	10	中
	手洗衣服	3.3	9	中
	扫地、扫院子，拖地板，吸尘	3.5	9	中
	和孩子游戏，中度用力（走/跑）	4	8	中
文娱活动	舞厅舞，慢（如华尔兹、狐步、慢速舞蹈），排球练习	3	10	中
	早操，工间操，太极拳	3.5	9	中
	瑜伽，乒乓球练习，踩水（中等用力）	4	8	中
	健身操、家庭锻炼、轻或中等强度，羽毛球练习，高尔夫球	4.5	7	重
	网球练习	5	6	
	一般健身房运动、集体舞（骑兵舞，邀请舞），起蹲	5.5	5	中
	走跑结合（慢跑成分少于 10min），篮球练习	6	5	重
	慢跑，足球练习，轮滑旱冰	7	4	重
	跑步（8km/h），跳绳（慢），游泳，滑冰	8	4	重
	跑步（9.6km/h），跳绳（中速）	10	3	重

注　引自《健康管理师基础知识（第二版）》。

表3-5中,千步活动量是相当于4km/h的速度步行1千步(约10min)的活动量。千步活动量时间是某种活动完成1千步活动量所需时间。

二、员工运动锻炼阶段分层

有规律地进行运动是健康行为生活方式的重要组成部分。有氧运动锻炼的目的是增进健康和增强体适能,目标是提高心肺耐力,改善心血管健康,减少体脂成分,提高肌肉总量和骨密度。对每个人来说"运动锻炼永远不会迟到",但是每个人的心肺耐力水平、年龄、健康状况、运动水平和心理因素等不一样。健身者的健身运动进度可分为3个阶段:起始期、改进期及维持期。一般健身者运动阶段进度见表3-6~表3-8。

1. 起始阶段

针对静坐少动的中老年员工,要从较轻活动与运动开始,以减少健身者的不适与肌肉疼痛,减少运动损伤。每周步行五天以上,以100步/min的中等速度步行30min,每天相当于3个千步当量,运动量500MET·min/wk。由于原来是静坐少动的,在饮食控制不变的情况下,额外消耗500kcal。因此,半年下来可以减少3kg体重,在起始阶段对静坐少动员工会有很好健身效果。对体重超重较多或者肥胖的员工,如果能够控制好饮食再结合这类锻炼,效果会更好。青年员工应该直接进入改进阶段。因为起始阶段的运动强度相对青年员工来说太低,达不到中等运动强度靶心率区间。

表3-6　员工在起始阶段的锻炼方法

目标人群	静坐少动的中老年员工,或患有慢性病的员工
锻炼目标	适应性运动锻炼、减少体脂、改善身体成分,降体重
锻炼模式	中速走路(4.5km/h;100步/min)30min,或者相当的锻炼方式
运动强度	中等运动强度(64~76%)HR_{max},RPE量表的11~13
所需时间	3~6个月
运动频率	每周大于5次有氧运动
运动量	每周累计至少150min的有氧运动,身体活动量累计500MET·min/wk;消耗能量500kcal/wk

这一阶段锻炼要注意保护好膝关节,防止膝关节受伤。由于原来静坐少动,运动能力较低,如果连续走路超过1h,容易造成膝关节受伤。同时应做好防护工作,建议中老年员工走路戴护膝锻炼。

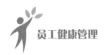

2. 改进阶段

针对静坐少动的青年员工、经过起始阶段锻炼和有一定运动基础的中老年员工，锻炼目标是减少身体脂肪含量，改善身体成分，提高心肺耐力和健康体适能。每周 3~5 天 1h 以内的快走（110~120 步 /min），步数 6000~7000 步，或者采用走跑的形式；每周进行 1~2 次居家抗阻力量练习或柔韧性练习。运动量在 500~1000 MET·min/wk，在饮食控制不变的情况下，每周可以额外消耗 1000kcal。对有基础疾病的员工，可以长期维持在这中等运动强度范围内锻炼，因为中等运动强度适用范围较广。这样对减脂、改善身体成分、提高健康体适能有益。

表 3-7　员工在改进阶段的锻炼方法

目标人群	静坐少动的青年员工、经过起始阶段锻炼和有一定运动基础的中老年员工
锻炼目标	改善身体成分，提高心肺耐力、提高健康体适能
锻炼模式	1h 内的快速走（6000 步）或者走跑结合，居家抗阻力量练习
运动强度	中等运动强度和较大运动强度（64%~85%）HR_{max}
所需时间	6 个月 ~1 年
运动频率	每周 5 天的有氧运动，1~2 次居家抗阻力量练习
运动量	每周累计至少 150min 的有氧运动，身体活动量累计 1000MET·min/wk；消耗能量 1000kcal/wk

这一阶段的运动量、运动强度逐步提高，在运动中最好能控制 5~10min 的主动出汗。挪威一项男性医生体力活动与脑中风的研究表明：只有大到出汗的运动量才能减少心脑血管疾病风险。同样，一项规模很大的女性研究"护士健康研究"也证明，较大运动量对心血管疾病的预防效果比小运动量效果好。

3. 维持阶段

针对有运动锻炼基础的青年员工和经过改进阶段运动锻炼的员工，锻炼目标是发展心肺耐力、肌肉力量，改善身体成分，提高健康体适能。锻炼内容是每周 2~3 次慢跑，时间 20~30min/ 次，距离 3000~5000m；每周 2~3 次阻抗力量练习。运动量在 500~1000 MET·min/wk，在饮食控制不变的情况下，每周可以额外消耗 1000kcal。这样可以发展心肺耐力和肌肉力量，提高健康体适能。

表3-8 员工在维持阶段的锻炼方法

目标人群	有运动基础的青年员工和经过改进阶段锻炼的员工
锻炼目标	提高心肺机能、增加肌肉力量、提高健康体适能
锻炼模式	20~30min 慢跑（3000~5000m）；40~50min 抗阻练习
运动强度	中等运动强度和较大运动强度（64%~85%）HR_{max}
所需时间	持续
运动频率	每周 2~3 次的慢跑；每周 2~3 次居家抗阻力量练习
运动量	每周累计至少 150min 的有氧运动，身体活动量累计 1000MET·min/wk；消耗能量 1000kcal/wk

健身者的体适能进入到稳定期，健身者的心肺功能、肌肉力量、柔韧性功能已经达到一个较高的水准，训练效果已明显地显现出来，健身者基本养成了运动锻炼的习惯。此时只需达到相同的训练量，健身者的体适能可以维持在这个标准上，同时能够享受运动带来的乐趣。

三、身体活动伤害的预防

（一）身体活动伤害的预防

身体活动伤害指活动中和活动后发生的疾病，如外伤和急性心血管事件。运动本身是造成身体活动伤害的一个诱发因素，也可能是直接致病因素。

运动锻炼的风险与效益并存，有益健康的身体活动必须适度。适度的含义包括个体身体活动的形式、时间、强度、频度、总量及注意事项等具体计划和实施。运动锻炼有助于促进健康、预防疾病，但安排不当也有发生意外伤害的风险。为避免身体活动伤害，锻炼中应注意：

（1）进行 5~10min 的热身运动，做一些拉伸运动，原地高抬腿等，让各关节活动开，让身体热起来，为下一步活动做好准备。

（2）注意自我监测运动中的不适症状。

（3）掌握发生意外时的应急处置技能。

（4）有基础疾病的个体，在开始锻炼和增加活动量应进行必要的健康筛查和运动能力评估。

（5）较大强度身体活动对心肺功能有更好的改善作用，但也易引起运动伤害，因此更应合理安排运动量。

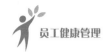

（二）运动锻炼过程中的医务监督

在运动处方的实施过程中，除了按照运动处方中设定的运动类型、负荷时间、强度、间歇和重复次数等进行运动锻炼外，还应根据运动过程中和运动后身体的反应情况接受医务监督，进行自我监测和运动量的调节。

1. 心率自我监测

首先要学会计算自己的目标心率（靶心率），并能熟练地测定自己的脉搏，佩戴运动手环，监测自己的心率。如果心率达到预警的上限，要适当降低运动强度。留意各种异常症状（如胸痛、头晕、心律不正常等），以便对运动处方做出适当的修正。

2. 自我感觉

观察每次运动后疲劳的消除情况，运动量适宜的标志是睡眠良好、次日感觉体力充沛、有运动兴趣和欲望。

3. 接受运动医务监督的原则

在运动处方的实施过程中，有心血管疾病等高危险因素、呼吸系统疾病、慢性疾病、临床症状不稳定的患者或是运动可能使健康状况恶化的员工，应该由接受过较好训练的专业人员进行医务监督，以确保实施运动处方的安全性。运动医务监督的一般原则按照群体类型进行区分，具体见表3-9。

表3-9　运动医务监督的一般原则

群体类型	医务监督水平		
	不需要监督	运动专业人员监督	临床专业人员监督
健康状况	低度危险①	中度危险②或有规律体力活动习惯的病情稳定③的高度危险②组	高度危险②
功能能力	＞7METs	＞7METs	＜7METs

① 医务监督：专业医务监督是指导需要具有专业培训和ACSM认证的健康体适能专家资格或更高级别的人员完成。

② 危险分级：

低度危险，无症状且危险因素（见CAD危险因素）≤1个的男性和女性；

中度危险，无症状且危险因素（见CAD危险因素）≤2个的男性和女性；

高度危险，出现（见心血管、肺病或代谢性疾病的主要症状或体征）中的一个或多个症状或体征，或者患有已经确诊的心血管、呼吸系统和代谢系统疾病。

③ 病情稳定指稳定的CVD、控制良好的代谢和呼吸系统疾病、其他稳定的慢性疾病及其他在专业人员监督下可以安全运动的情况。

四、钟南山院士的健康理念

（一）钟南山的健身方法

钟南山院士说："以前锻炼只是一个不自觉的行为，是自己喜欢。因为锻炼后有充沛的精力，后来慢慢体会到这样的好处，就慢慢养成了自觉的锻炼的习惯，不管自己再忙，时间再紧张，也要挤出时间来锻炼身体"。为了节省在外面锻炼的时间，钟南山锻炼身体都是在家里进行。$10m^2$ 的"家庭健身房"，有跑步机、动感单车、单杠、双杠、拉力器和哑铃等简单的健身器材。每周锻炼 3 次以上，每次锻炼 50min 左右，先跑步机上跑或者原地骑单车 20~30min，然后在单双杠上做引体向上和杠上撑起，锻炼上肢，还会在床上做仰卧起坐，锻炼腹肌，有时还会出去游泳、打球。跑步机上进行 20~30min 有氧运动，相当于慢跑3000~4000m，能提高心肺耐力体适能，进行肌肉力量抗阻训练，可以提高力量体适能。提高机体的体适能是预防慢性病最好的方式，心肺机能的提高能够使血压、脉搏、血脂等生理生化指标的优化。对员工来说心肺耐力和肌肉力量体适能可以作为主要锻炼目标。钟院士给我们树立了一个锻炼身体预防疾病的榜样。

83 岁对于很多人来说，已经是颤颤巍巍地杵着拐棍三步一摇的年龄，但是对于钟院士来说，仿佛只是人到中年，他一身结实的肌肉，仍奋斗在第一线。"我的生理年龄只有 50、60 岁"。钟院士的健身相片火爆了网络，大家纷纷留言表示羡慕和敬佩。这身肌肉竟然让 20 多岁的小伙子们都感到自愧不如。中国有句古话"千金难买老来瘦"，年纪大了，瘦一点，健康风险小，可以健康长寿。练就这身肌肉，尽管体重指数上去了，但是体脂成分低，健康风险因素处在低水平。肌肉可以消耗更多的能量，使新陈代谢旺盛，提高人体对钙的吸收，增强骨密度，同时改善肺循环和血液循环，提高了生活质量。因此中老年员工要进行阻抗力量练习，提高肌肉力量，这对健康有很大的益处。

（二）钟南山的健康理念

钟南山说："锻炼就像吃饭一样，是生活的一部分，我们要建立一种观念，就是一辈子运动，这样生活质量才能比较高"。"推广全民健身后，很多人都喜欢参加运动，把运动看成一个好的生活方式，有这样的意识，我认为是一件好事情。而且，我们国家大力宣传推广全民健身，通过全民健身来促进全民健康，这个路子是对的，我很高兴有这样的改变"。员工应向钟院士学习，把健身锻炼作为每天生活的一部分。运动能够降低身体患上各种疾病的风险，还能够调节心理压力，让心态更加积极乐观。很多人说自己工作忙，没时间运动，实际上，工作压力越大越应该保持规律的运动。

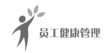

在饮食上钟院士认为，最科学的饮食分配应该是"早饭要吃饱，午饭要吃好，晚饭要吃少"。钟院士说自己会有意识地增加维生素、膳食纤维、胡萝卜素等物质的摄取（蔬菜和水果）。钟院士认为，生活方式的健康，25%取决于饮食是否合理。钟院士自己是呼吸领域的专家，对吸烟危害知之甚多，所以他从不抽烟、不喝酒，并在公开场合呼吁大家戒烟，科普吸烟的危害性，立场非常鲜明，最著名的一次当属劝袁隆平戒烟了。2010年时，钟南山与袁隆平于海南会面，会面时，钟南山听出袁隆平肺部有点问题，于是对袁隆平进行了检查，最后更是劝袁隆平戒烟。钟院士说，一个人的心态要积极乐观，要有所追求，一旦一个人有所追求时，那么他就会全心全意地去服务这个目标，从而忘记一切的不愉快和不顺心，人自然也就健康了。钟院士自己也是这方面的践行者，耄耋之年仍扑在工作的第一线。当然，追求也不能太苛刻、要实际，是通过努力能够达到的追求，对于一些太过苛刻的追求，要学会放弃。钟院士认为，生活方式的健康，50%取决于心态是否健康。

第三节 运动锻炼的自我评定

本节介绍运动处方实施效果评定的目的、意义、评定常用的方法、运动锻炼效果评定常用的指标及撰写评定报告。健身者实施运动锻炼计划的目的是增强体质，提高各器官系统的机能能力，而要验证运动锻炼实施计划对身体各方面的良好影响，需要对运动锻炼影响下各器官、系统在形态、结构和机能等方面所产生的适应性变化和良好反应进行客观评定。

一、运动锻炼效果自我评定概述

（一）运动锻炼效果的自我评定

评定是指项目的实际运作情况与预期结果的比较，即评估计划所规定的目标是否达到以及达到的程度，最常见的评定是指项目终结时的评定。

运动锻炼效果评定内容是系统地锻炼对身心所产生的影响和结果，表现在以下方面：身体形态、机能的改善；身体素质水平的提高；某项技能技术的掌握与巩固；适应环境和抵抗疾病能力的增强；健康水平的提高等方面。

（二）运动锻炼效果评定的意义

锻炼效果的评定，是科学锻炼身体的重要内容之一。经过一个运动处方的实施后对自己身体相关指标进行测评，对比前后数据，分析运动训练效果，可以提升锻炼者的运动健身信心，同时也是对运动锻炼前后效果的肯定。运动效果评定可以验证运动处方方案的合理性和科学性，有助于锻炼者及时了解锻炼效果，修订和选择运动锻炼计划的内容和方法。

（三）运动锻炼效果实施的评定方式

运动锻炼效果实施主要通过主观评定与生理生化指标进行评定。主观评定是指通过了解运动锻炼过程中健身者的心情、自我感觉及运动后的睡眠状况、食欲状况、精神状态等来评定运动锻炼效果；生理生化指标评定指利用运动锻炼中及运动锻炼后机体客观指标的变化来反映运动锻炼效果，常用的客观指标有脉搏、血压、血脂、心电图、体重、肺活量、肌肉力量等。

二、运动锻炼效果评定指标

对于运动处方实施效果的评定通常从客观指标和主观指标两大方面进行分析和评定；对于生理学指标进行评估时通常又可从静态和动态的状态下对机体运动训练效果加以分析。

（一）主观指标

1. 主观感觉

健身者运动锻炼实施过程中的身体反应，如睡眠质量、食欲、精神状况、运动欲望等方面感觉，包括安静时主观感觉的变化和运动锻炼时主观的感觉变化，以及对运动负荷的承受能力的变化。

2. 精神状态

通过对健身者的询问或问卷调查的方式了解其运动处方实施前后的精神状况的变化。客观地记录这些变化。

3. 运动欲望

经过一段时间的运动锻炼，机体是否出现运动的"上瘾性"（就是今后还想去运动）以及运动的持续时间。

4. 食欲

短时间的运动锻炼可以降低食欲，但是长时期的运动锻炼可以提高健身者的食欲，经常参加运动锻炼，机体的新陈代谢旺盛，所以食欲一般较好。

5. 不良感觉

如果健身者在实施运动处方之前有其他不适症状，如睡眠质量不佳、心悸、心慌、头晕、头痛、恶心、胸闷、肢体活动障碍等，若通过一定时期的运动锻炼后，这些症状有所改观，也可以间接地反映运动训练效果。

（二）客观评定指标

客观评定指标大致可从身体形态、生理学、心肺机能 3 个方面进行评定。

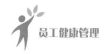员工健康管理

1. 身体形态指标

身体形态指标主要包括体重、各种围度的变化，皮脂厚度，身体成分变化，身体形态的变化。

（1）体重：对比训练前后体重的变化，对于减肥者来讲是一个比较明显的评价指标，定期的关注健身者的体重变化，对于运动专业人士是必要的。另外在训练时，科学的减体重应控制在 0.5~1kg/周。

（2）围度：对于围度，用得比较多的就是腰围、臀围以及衍生出的围度的比值。围度的变化也可以反映运动处方实施效果是否达到训练效果。

腰围：晨起空腹，直立位，两脚分开 30~40cm，在右侧腋中线胯骨上缘与第十二肋骨下缘连线中点处，用软尺绕腹部一周，测量平静呼气末时的腰围，精确到 0.1cm。

臀围：臀部最宽的部位周长。

腰臀比：腰围和臀围的比值。常用的评定标准：男性腰臀比的正常范围为 0.75~0.85，男性腰臀比＞0.9 被认为是腹型肥胖；女性腰臀比的正常范围为 0.6~0.75，女性腰臀比＞0.8 被认为是腹型肥胖。

（3）身体成分的变化：身体成分的变化是最能反映运动训练效果的指标之一。基本身体成分可以用脂肪组织和非脂肪组织在体重中的百分比来表示。对于亚洲人群，理想体脂百分比范围很大，男性为 12%~23%，女性为 16%~27%。但对于确定肥胖的标准，意见基本相同：男性大于 25%，女性大于 30%。在确定运动锻炼目标时，可以此为依据（见表 3-10 和表 3-11）。另外，不同测试方法、不同测试仪器的测试结果，具体评价标准也会有差异。

表 3-10　女性不同年龄身体成分分类（体脂百分比）

年龄（岁） 分类	体脂百分比（%）				
	20~29	30~39	40~49	50~59	60~69
非常瘦	11.4	11.2	12.1	13.9	13.9
	14.0	13.9	15.2	16.9	17.7
出色	15.1	15.5	16.8	19.1	20.2
	16.1	16.5	18.3	20.8	22.0
	16.8	17.5	19.5	22.3	23.3

年龄（岁）／分类	体脂百分比（%）				
	20~29	30~39	40~49	50~59	60~69
良好	17.6	18.3	20.6	23.6	24.6
	18.4	19.2	21.7	24.8	25.7
	19.0	20.1	22.7	25.8	26.7
	19.8	21.0	23.7	26.7	27.5
一般	20.6	22.0	24.6	27.6	28.3
	21.5	22.8	25.5	28.4	29.2
	22.2	23.7	26.4	29.3	30.1
	23.4	24.8	27.5	30.1	30.8
较胖	24.2	25.8	28.4	30.8	31.5
	25.5	26.9	29.5	31.8	32.6
	26.7	28.1	30.7	31.9	33.3
	28.2	29.6	31.9	33.9	34.4
很胖	30.5	31.5	33.4	35.0	35.6
	33.5	33.6	35.1	36.1	36.6
	36.6	36.2	37.1	37.6	38.2
	38.6	39.0	39.1	39.8	40.3

注 引自《ACSM 运动测试与运动处方指南（第九版）》。

表 3-11 男性不同年龄身体成分分类（体脂百分比）

年龄（岁）／分类	体脂百分比（%）				
	20~29	30~39	40~49	50~59	60~69
非常瘦	4.2	7.3	9.5	11.0	11.9
	6.4	10.3	12.9	14.8	16.2

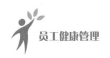

续表

分类 \ 年龄（岁）	体脂百分比（%）				
	20~29	30~39	40~49	50~59	60~69
出色	7.9	12.4	15.0	17.0	18.1
	9.1	13.7	16.4	18.3	19.2
	10.5	14.9	17.5	19.4	20.2
良好	11.5	15.9	18.5	20.2	21.0
	12.6	16.8	19.3	21.0	21.7
	13.8	17.7	20.1	21.7	22.4
	14.8	18.4	20.8	22.3	23.0
一般	15.8	19.2	21.4	23.0	23.6
	16.6	20.0	22.4	23.6	24.2
	17.5	20.7	22.8	24.2	24.9
	18.6	21.6	23.5	24.9	25.6
较胖	19.7	22.4	24.2	25.6	26.4
	20.7	23.2	24.9	26.3	27.0
	22.0	24.1	25.7	27.1	27.9
	23.3	25.1	26.6	28.1	28.8
很胖	24.9	26.4	27.8	29.2	29.8
	26.6	27.8	29.2	30.6	31.2
	29.2	30.2	31.3	32.7	33.3
	33.4	34.4	35.2	36.4	36.8

注 引自《ACSM运动测试与运动处方指南（第九版）》。

表3-10和表3-11中非常瘦指女性不少于10%~13%的体脂含量；男性不少于3%的体脂含量。

2.生理学评定指标

生理学评定指标包括运动系统、循环系统和呼吸系统指标。

（1）运动系统由肌肉、关节和骨骼组成。肌肉力量、关节的活动幅度和骨密度在运动锻炼前后的变化可反映运动锻炼效果。

肌肉力量作为评定体育锻炼效果的指标时，多用简单的肌肉力量测定计测定其肌肉群的最大肌力，也可测定身体承受一定负荷的重复次数。体育锻炼时，肌肉工作加强，血液供应增加，蛋白质等营养物质的吸收与储存能力增强，肌纤维增粗，因而肌肉逐渐变得更加粗壮、结实，肌肉力量增强。肌肉中肌红蛋白的增加使其结合氧气的能力增强，储存的营养物质——肌糖原增加，肌肉内毛细血管的数量也增多了，因此更能适应运动或劳动的需要。一般人肌肉重量占体重的35%~40%，而经常参加体育锻炼及运动训练的人，特别是静力式力量锻炼者，其肌肉可达到体重的 50% 以上。不少人肩窄、胸平，胸部根根肋骨显露，这些人只要坚持经常的体育锻炼，便会使自身肌肉发达，比例匀称，健美有力。

关节的活动幅度：通过测定相关关节的活动幅度评价被测者的柔韧性。体育锻炼可以增加关节面软骨的厚度，并可使关节周围的肌肉发达、力量增强、关节囊和韧带增厚，因而可使关节的稳固性加强、抗负荷能力加强。

骨密度：身体锻炼可以改变骨结构。经常从事体育锻炼可以增强骨质，体育锻炼引起肌肉对骨骼牵拉和重压，使骨骼不仅在形态方面产生变化，而且使骨骼的机械性能也得到提高。肌肉附着处的骨突增大，骨外层的密质增厚，而里层的骨松质在排列上则能适应肌肉拉力和压力的作用。这就使骨质更加坚固，可以承担更大的负荷，提高了骨骼抵抗折断、弯曲、压缩、拉长和扭转的能力。体育锻炼还可影响内分泌系统，促进磷与钙的吸收，增加制造骨骼原料的供应，有利于骨骼的发育成长。

（2）循环系统指标，主要表现在心血管功能指标。心血管功能指标主要有心率、心电图、心输出量、脉搏输出量、心率储备、射血分数、心肌收缩性、心肌舒张性和动脉血压等，可通过遥测心率计、心电图仪、多道生理记录仪、超声心动仪、核磁共振仪和血压计等仪器测得。

运动专业人士常用的指标是心率和血压。心率指标主要有基础心率、安静心率、运动中心率、运动后即刻心率、运动后心率恢复的速率。

健身者通过对比运动前后基础心率、安静时心率、以及运动后的心率恢复的速率，可以评定运动锻炼的效果。如果运动处方科学、合理，健身者的心率指标都会降低，而最后一个指标应表现为速率加快。

长时间的耐力性运动锻炼，使健身者的血压有所下降。对于高血压患者，此指标的变化可以反映运动训练的效果。高血压患者如果经过系统、科学、合理的运动锻炼，其收缩压和舒张压均可下降 10mmHg（有的研究表明可下降为5~7mmHg）。对于肥胖者，体重下降 0.45kg，收缩压可降低 1.6mmHg，舒张压可下降 1.3mmHg。

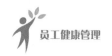

（3）呼吸系统指标，主要有肺活量、最大肺通氧量、肺通气量、单位时间肺活量、最大摄氧量、呼吸肌耐力等，可利用肺活量计、气体分析仪测得。在测定上述指标过程中，气体分析仪还可测得反映机体能量代谢情况的呼吸商、无氧阈等指标。

健身者呼吸频率的变化可以在很大程度上反映肺通气功能的变化。人体安静时呼吸频率为 12~16 次 /min，体育锻炼时呼吸频率明显增加。呼吸频率可以通过胸廓的起伏次数测定。

对于提高心肺功能的健身者，使用较多的指标是肺活量或者是连续 5 次肺活量，通过对比健身者训练前后的肺活量或连续 5 次肺活量的变化情况来反映运动锻炼的效果。

3. 心肺机能评定指标

心肺机能测试结果可以用于评价受试者的心肺血管机能状况，可以和健康标准得分进行对比，从而确定受试者的个人健康状况，并为制订运动锻炼计划提供数据支持。如 12min 跑或者 2400m 跑，获取的测试结果可以和健康标准得分进行对比，从而确定受试者的健康状况，并提醒受试者对其生活方式进行调整以保持和增进健康。同年龄最大有氧能力的体适能分类见表 3-12 和表 3-13。

表 3-12　同年龄和性别最大有氧能力的体适能分类（男性）

分类	年龄 20~29 岁				年龄 30~39 岁			
	2400m 跑	12min 跑（m）	VO_{2max} [mL/（kg·min）]	METs	2400m 跑	12min 跑（m）	VO_{2max} [mL/（kg·min）]	METs
优秀	9:34	2910	54.0	15.4	10:01	2810	51.7	14.8
	10:00	2810	51.8	14.8	10:24	2730	50.0	14.3
	10:09	2780	51.1	14.6	10:46	2670	48.3	13.8
良好	10:43	2670	48.5	13.9	11:06	2600	47.0	13.4
	10:59	2620	47.5	13.6	11:22	2550	46.0	13.1
	11:10	2590	46.8	13.4	11:33	2520	45.3	12.9
	11:29	2540	45.6	13.0	11:54	2470	44.1	12.6

	年龄20~29岁				年龄30~39岁			
分类	2400m跑	12min跑（m）	VO_{2max} [mL/（kg·min）]	METs	2400m跑	12min跑（m）	VO_{2max} [mL/（kg·min）]	METs
一般	11:41	2510	44.8	12.8	11:58	2460	43.9	12.5
	11:58	2460	43.9	12.5	12:24	2390	42.4	12.1
	12:20	2410	42.6	12.2	12:50	2340	41.2	11.8
	12:38	2360	41.7	11.9	12:58	2310	40.7	11.6
弱	12:53	2330	41.0	11.7	13:24	2260	39.5	11.3
	13:15	2280	39.9	11.4	13:44	2230	38.7	11.1
	13:36	2250	39.0	11.1	14:05	2180	37.8	10.8
	14:00	2200	38.0	10.9	14:34	2130	36.7	10.5
极弱	14:34	2130	36.7	10.5	15:13	2070	35.2	10.1
	15:30	2050	34.7	9.9	15:57	2010	33.8	9.7
	17:04	1930	31.8	9.1	17:25	1890	31.2	8.9
	20:58	1680	26.5	7.6	20:58	1680	26.5	7.6
	年龄40~49岁				年龄50~59岁			
分类	2400m跑	12min跑（m）	VO_{2max} [mL/（kg·min）]	METs	2400m跑	12min跑（m）	VO_{2max} [mL/（kg·min）]	METs
优秀	10:28	2710	49.6	14.2	11:10	2590	46.8	13.4
	10:48	2650	48.2	13.8	11:45	2490	44.6	12.7
	11:15	2570	46.4	13.3	12:08	2440	43.3	12.4

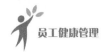

续表

分类	年龄 40~49 岁				年龄 50~59 岁			
	2400m跑	12min跑（m）	VO_{2max} [mL/（kg·min）]	METs	2400m跑	12min跑（m）	VO_{2max} [mL/（kg·min）]	METs
良好	11:40	2510	44.9	12.8	12:36	2380	41.8	11.9
	11:58	2460	43.9	12.5	12:53	2330	41.0	11.7
	12:11	2420	43.1	12.3	13:20	2280	39.7	11.3
	12:24	2390	42.4	12.1	13:36	2250	39.0	11.1
一般	12:53	2330	41.0	11.7	13:58	2200	38.1	10.9
	13:12	2300	40.1	11.5	14:23	2150	37.1	10.6
	13:24	2260	39.5	11.3	14:34	2130	36.7	10.5
	13:50	2220	38.4	11.0	15:06	2090	35.5	10.1
弱	14:11	2180	37.6	10.7	15:26	2050	34.8	9.9
	14:34	2130	36.7	10.5	15:58	2010	33.8	9.7
	14:53	2100	35.9	10.3	16:28	1970	32.8	9.4
	15:24	2050	34.8	9.9	16:58	1930	32.0	9.1
极弱	15:58	2010	33.8	9.7	17:38	1880	30.9	8.8
	16:46	1940	32.3	9.2	18:37	1810	29.4	8.4
	18:48	1810	29.4	8.4	20:38	1700	26.9	7.7
	22:22	1620	25.1	7.2	25:00	1520	22.8	6.5

注　引自《ACSM 运动测试与运动处方指南（第九版）》。

表 3-13 同年龄和性别最大有氧能力的体适能分类（女性）

分类	年龄 20~29 岁				年龄 30~39 岁			
	2400m跑	12min跑（m）	VO_{2max} [mL/（kg·min）]	METs	2400m跑	12min跑（m）	VO_{2max} [mL/（kg·min）]	METs
优秀	11:10	2590	46.8	13.4	11:33	2520	45.3	12.9
	11:33	2520	45.3	12.9	11:58	2460	43.9	12.5
	11:58	2460	43.9	12.5	12:24	2390	42.4	12.1
良好	12:24	2390	42.4	12.1	12:53	2330	41.0	11.7
	12:51	2340	41.1	11.7	13:24	2260	39.6	11.3
	12:53	2330	41.0	11.7	13:47	2220	38.5	11.0
	13:24	2260	39.5	11.3	14:08	2180	37.7	10.8
一般	13:48	2220	38.5	11.0	14:28	2150	36.9	10.5
	14:04	2200	37.8	10.8	14:34	2130	36.7	10.5
	14:34	2130	36.7	10.5	15:14	2070	35.2	10.1
	14:50	2120	36.1	10.3	15:43	2040	34.2	9.8
弱	15:14	2070	35.2	10.1	15:58	2010	33.8	9.7
	15:46	2020	34.1	9.7	16:42	1940	32.4	9.3
	16:21	1970	33.0	9.4	16:56	1930	32.0	9.1
	16:46	1940	32.3	9.2	17:38	1880	30.9	8.8
极弱	17:38	1880	30.9	8.8	18:37	1810	29.4	8.4
	18:33	1810	29.5	8.4	19:43	1750	28.0	8.0
	20:03	1730	27.6	7.9	21:34	1650	25.9	7.4
	23:58	1560	23.7	6.8	24:56	1520	22.9	6.5

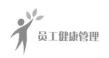

分类	年龄 40~49 岁				年龄 50~59 岁			
	2400m 跑	12min 跑（m）	VO_{2max} [mL/（kg·min）]	METs	2400m 跑	12min 跑（m）	VO_{2max} [mL/（kg·min）]	METs
优秀	12:11	2420	43.1	12.3	13:40	2230	38.8	11.1
	12:53	2330	41.0	11.7	14:24	2150	37.0	10.6
	13:23	2260	39.6	11.3	14:34	2130	36.7	10.5
良好	13:45	2230	38.6	11.0	15:13	2070	35.2	10.1
	13:58	2200	38.1	10.9	15:43	2040	34.2	9.8
	14:34	2130	36.7	10.5	16:13	1990	33.3	9.5
	14:53	2100	35.9	10.3	16:35	1960	32.6	9.3
一般	15:13	2070	35.2	10.1	16:46	1940	32.3	9.2
	15:34	2040	34.5	9.9	17:19	1910	31.4	9.0
	15:58	2010	33.8	9.7	17:38	1880	30.9	8.8
	16:31	1960	32.8	9.4	18:18	1830	29.9	8.5
弱	16:46	1940	32.3	9.2	18:37	1810	29.4	8.4
	17:29	1890	31.1	8.9	19:10	1780	28.7	8.2
	18:05	1850	30.2	8.6	19:43	1750	28.0	8.0
	18:37	1810	29.4	8.4	20:44	1700	26.8	7.7
极弱	19:35	1760	28.2	8.1	21:38	1650	25.8	7.4
	20:52	1680	26.6	7.6	22:52	1600	24.6	7.0
	22:22	1620	25.1	7.2	24:46	1520	23.0	6.6
	25:49	1490	22.2	6.3	29:09	1390	20.1	5.7

注 引自《ACSM 运动测试与运动处方指南（第九版）》。

三、运动锻炼实施效果评定报告

运动处方实施效果评定报告见表 3-14。分析评定报告的指标主要有客观指标和主观感觉指标。

客观指标：①身体形态指标的评定，包括身高、体重、身体成分、肥胖程度、各种围度及其他一些反映身体形态指标的评定；②生理生化指标的评定，对心率、血压的评估、对血糖的评估、对血脂的评估、对尿液成分的评估、对可能患有某种慢性病的诱发因素进行体育运动锻炼前后的评定；③身体机能状况的评定：对

种慢性病的诱发因素进行体育运动锻炼前后的评定；③身体机能状况的评定：对心肺功能的评估、机体肌肉力量耐力、关节的柔韧性评定。

主观感觉指标：精神状况、睡眠状况、食欲、自感身体状况在体育运动锻炼前后的变化等指标。依据分析报告帮助健身者分析运动锻炼的效果和不足，作为制定下一个阶段目标的依据。

表 3-14　运动处方实施效果评定报告

评定指标		运动处方实施前	运动处方实施后	数据变化	健康改观
身体形态	身高				
	体重				
	身体成分				
	肥胖程度				
	腰围				
	腰臀比				
生理生化	心率				
	血压				
	肺活量				
	心电图				
	总胆固醇				
身体机能	甘油三酯				
	高密度脂蛋白				
	低密度脂蛋白				
	血糖化验				
	心肺功能				
	肌肉力量/耐力				
	全身柔韧性				
	身体机能				
	精神状况				
	睡眠状况				
总体评定					

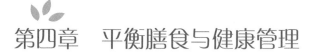

第四章 平衡膳食与健康管理

"饮食者，人之命脉也。"饮食的真正意义在于获取均衡营养，用以补充人体所需的能量。人类通过饮食获取均衡的营养，同时又能自行修复人体损伤，预防多种疾病。吃的是否合理，对人类健康至关重要。科学研究发现，吃得科学、吃得文明、吃得均衡必然带来健康；反之则会导致百病缠身。

合理营养是健康的物质基础，平衡膳食是合理营养的途径。

第一节 糖、蛋白质和脂肪的生理功能

一、碳水化合物

碳水化合物（carbohydrate，CHO）又称糖类，是自然界最丰富的能量物质。植物的叶绿素借助光合作用，利用空气中的碳和氧以及土壤中的水分合成碳水化合物。碳水化合物主要是由 C、H、O 元素所组成，其基本结构为 $C_m(H_2O)_n$，分子式中氢和氧的比例恰好与水相同（2：1），如同碳和水的化合物。

（一）碳水化合物的组成、来源和分类

碳水化合物的食物来源主要是淀粉类食物，包括面包、谷类，水果等。碳水化合物按其分子结构的不同，可分为：①单糖，包括葡萄糖、果糖及半乳糖（容易导致肥胖和脂肪积聚）；②双糖（二糖），包括麦芽糖、蔗糖（食糖）及乳糖；③多糖，由 3 个以上单糖分子组成，包括淀粉、原糖、食用纤维素及葡萄糖分子等。所有种类的碳水化合物经消化后均会被转化成单糖，然后被吸收。糖的分类和食物来源见表 4-1。

表 4-1 糖的分类和食物来源

糖的分类	糖的种类	食物来源
单糖	果糖	水果和蜂蜜
	半乳糖	乳类
	葡萄糖	各种糖
双糖	乳糖	奶类
	麦芽糖	麦芽
	蔗糖	甘蔗
多糖	淀粉	马铃薯、米饭、面包
	纤维素	水果、蔬谷物

（二）碳水化合物的生理功能

1. 供应能量

体内能源物质中，糖是肌肉运动时的主要能量来源，糖能在无氧和有氧条件下进行氧化分解释放热量，为肌肉提供能量。

2. 构成组织细胞

人体所有组织细胞和体液都含有糖类，糖类参与许多生命过程。例如糖蛋白是细胞和结缔组织的成分，神经组织中含有糖脂，而糖是糖蛋白和糖脂不可缺少的成分。核糖和脱氧核糖是核酸的关键组成成分。

3. 防止酮体生成

酮体是脂肪在体内氧化时所产生的中间产物，对身体有毒性。正常人体内酮体含量很少，但如果体内缺乏糖或者不能很好地利用糖（如糖尿病患者），便会产生大量酮体而导致酸中毒，糖有防止酮体生成的作用。

4. 减少蛋白质消耗

当体内糖类脂肪充足时，可避免人体将蛋白质作为能量来源。如果糖类、脂类不足，肝糖原储备消耗，血糖浓度降低，此时许多氨基酸通过异生作用转变为能量，减少了蛋白质的合成，增加了组织蛋白质的分解，故糖对体内蛋白质的消耗有节省作用。

5. 解毒作用

肝脏内糖原水平在机体对毒物的抵抗力和对某些化学物质的解毒作用中有重要意义。若人体内肝糖原丰富，经糖醛酸途径生成的葡萄糖醛酸，在肝脏能与许

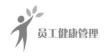

多有害物质（如细菌毒素、酒精、砷等）结合，以消除或者减轻这些物质的毒性或者生物活性。

（三）碳水化合物的摄入量

人体碳水化合物的适宜需要量还没有确定，但由于蛋白质和脂肪构成的膳食在许多方面对健康不利，因而许多国家把碳水化合物作为膳食主体。碳水化合物常用可供能量的百分比来表示，世界卫生组织于 2003 年建议碳水化合物的摄入目标定为总能量的 55%~75%，2007 年联合国粮食及农业组织与世界卫生组织专家组修订为总能量的 50%~75%。2012 年北欧五国（挪威、芬兰、冰岛、丹麦、瑞典）推荐碳水化合物也从 2004 年 50%~60% 调整为 40%~60%。美国食物和营养委员会将碳水化合物的可接受范围定为总能量的 45%~65%。在德国、奥地利、瑞士机构的建议中，碳水化合物的摄入指导值为总能量的 50%。日本碳水化合物对能量目标的贡献为总能量的 50%~70%。

许多国家推荐碳水化合物摄入占比不少于 55%，理由是无碳水化合物的膳食可导致膳食蛋白质的浪费和组织中蛋白质的分解加速，阳离子的丢失（如钠）和脱水。膳食中缺乏碳水化合物时，甘油三酯的分解与脂肪酸氧化作用均增强，因此酮体积聚。每天至少摄入 50g 的碳水化合物即可防止由于低碳水化合物膳食所造成的代谢反应的发生。另一方面，碳水化合物不像脂肪和蛋白质一样，过多摄入将引起不良效应，从各种来源获得的碳水化合物尽管摄入量很高，也不会引起一些慢性病如肥胖等的发生。所以为预防疾病，目前提倡限制脂肪的摄入，甚至在一些西方国家还限制蛋白质的摄入，保持充足碳水化合物摄入。已证明膳食碳水化合物占总能量大于 80% 和小于 40% 是不利于健康的两种极端。从收集到的资料看，碳水化合物的供应量多在 50%~65% 之间，有许多国家还根据分类学给出更细致和准确的膳食纤维、糖和淀粉的推荐量。

2013 年中国营养学会专家组建议我国 0 岁婴儿每天碳水化合物适宜摄入量为 60g，0.5~1 岁适宜摄入量为 85g，1~80 岁的碳水化合物的可接受范围（Acceptable Macronutrient Distribution Ranges，AMDR）为总能量的 50%~65%。

（四）食物的血糖生成指数

血糖生成指数（GI）是衡量食物被摄入后，引起血糖反应的一项高生理意义的指标。高 GI 食物进入胃肠后消化快，吸收完全，葡萄糖迅速进入血液；低 GI 食物在胃肠停留时间长，吸收率低，葡萄糖释放缓慢，进入血液后峰值低，下降速度慢。因此，了解食物的血糖生成指数，合理安排膳食，对于调节和控制人体血糖水平非常重要。

绝大部分的蔬菜、水果都是低血糖生成指数的食物，应按合理膳食推荐量保证此类食品的摄入；过精的主食 GI 较高，所以应选择粗粮、杂粮和全麦面食品。对糖尿病患者和糖耐量低减者来说，要尽量选择 GI 低的食物，以避免餐后高血糖。表 4-2 列出了常见食物的 GI，供选择食物时参考。

表 4–2　食物的血糖生成指数（GI）

GI 低（小于 55）		GI 中（55~75）		GI 高（大于 75）	
食物	GI	食物	GI	食物	GI
豆类	20	玉米	55	红薯	76
桃	28	燕麦	55	面	81
苹果	36	荞麦	65	米	83
梨	36	土豆	65	葡萄糖	100
柑橘	43	菠萝	66		
葡萄	43	西瓜	72		
猕猴桃	52	南瓜	75		
香蕉	52				

　　水果中含高维生素、矿物质、果胶等膳食纤维和天然抗氧化物质，对身体有益。水果色、香、味俱全，是人们喜爱的食物之一。但因其含有果糖与葡萄糖，使一些糖尿病患者不敢食用。其实，水果中的糖被大量水分稀释，与多种维生素与无机盐混合，又存在于膳食纤维中，故其密度低于纯糖。所以，对于血糖控制较稳定的糖尿病患者来说，多数水果均可食用，只需注意进食的水果热能要计算在一日应摄入的碳水化合物总量之内。

二、蛋白质

（一）蛋白质的组成

　　蛋白质是一种化学结构非常复杂的化合物，主要由碳、氢、氧、氮四种元素构成，有的还含有硫、磷等元素。氮元素是蛋白质与糖、脂肪的重要区别之一，也是糖、脂肪不能代替蛋白质的原因。

　　氨基酸是构成蛋白质的基本单位，食物蛋白质中的氨基酸有 20 多种，其中

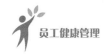

有一部分在体内不能合成，或合成速度较慢不能满足机体需要，但它们又是维持机体生长发育、合成机体蛋白质所必需的，称为必需氨基酸。成年人所需的必需氨基酸有 8 种，儿童所需的必需氨基酸有 9 种。其他氨基酸是可以在体内合成，而不是必须由食物蛋白质供给的氨基酸，称为非必需氨基酸。

必需氨基酸与非必需氨基酸都是人体所需要的，各有其生理意义，两者保持适当比例方能提高利用率，如成年人需要的必需氨基酸为总氨基酸的 20%，儿童需要的必需氨基酸总氨基酸的 30%，婴儿需要的必需氨基酸为总氨基酸的 43%。因此，成年人三分之二的非必需氨基酸来自植物中的蛋白质，如谷类、豆类、薯类、坚果等。

（二）蛋白质的功能

1. 构成人体细胞和组织的重要成分

人体的神经、肌肉、内脏、血液、骨骼甚至指甲和头发都含有蛋白质。身体的生长发育、衰老组织的更新和损伤后组织的修复都离不开蛋白质。所以每人每天都必须摄入一定量的蛋白质作为构成和修复组织的材料。人体蛋白质始终处于合成与分解的动态平衡过程，每天约有 1%~3% 的蛋白质参与更新，如肠黏膜细胞平均 6 天更新一次，红细胞平均 120 天更新一次。

2. 酶和激素的主要原料

机体的新陈代谢是通过多种化学反应来实现的，而这些反应的进行都是通过各种酶来催化的。酶是蛋白质，它参与了机体内环境的各项生命活动，如肌肉收缩、血液循环、呼吸、消化、神经传导、感觉功能、能量转换、信息加工、遗传、生长发育、繁殖等。如果没有酶，生命将无法存在。调节生理机能的一些激素也由蛋白质和多肽组成。

3. 增强机体免疫能力

当机体受到外界某些有害因素侵袭后，机体能产生一种相应的抗体，并与其进行特异性反应，以消除它对正常机体的影响，这种反应就是免疫反应。抗体就是免疫球蛋白，又称抗体球蛋白，是一种糖和蛋白质的复合体，可以提高人体的抵抗力。抗体近年来被用来抑制病毒和抗癌的干扰素。

4. 供给能量

人体每天所需要的热能 10%~15% 来自蛋白质，但提供热能不是蛋白质的主要功能，只有在碳水化合物和脂肪供应不足时，蛋白质才向人体提供热能。

5. 氧的运输

机体新陈代谢过程中所需的氧和生成的二氧化碳，是由血液中血红蛋白运输完成，而血红蛋白是球蛋白与血红素的复合物。细胞代谢过程中的某些物质，也往往和蛋白质形成复合物，如血液中的脂肪酸、胆固醇、磷脂等与蛋白质结合成脂蛋白。

6. 维护皮肤的弹性

胶原蛋白是人体结缔组织的组成成分，能主动参与细胞的迁移、分化和增殖，具有联结与营养功能，又有支撑、保护作用。人皮肤中的胶原蛋白含量高达71.9%，如长期缺乏蛋白质会导致皮肤生理功能减退，失去光泽，出现皱纹，弹性降低。

7. 运动支持作用

机体的运动是通过骨骼肌收缩而实现的，而骨骼肌中起收缩作用的主要成分是肌纤维蛋白。比如进行高强度运动时，肌肉中的亮氨酸会被分解以供给能量。

（三）蛋白质的食物来源

蛋白质广泛存在于动物和植物体内，例如肉、鱼、乳、蛋、谷类、豆类和坚果类食物（见表4-3）。贝类蛋白也可与肉、禽、鱼类相媲美。

动物性蛋白质中各种必需氨基酸种类齐全，且比例适合人体的需要，利用率可高达85%~90%，但色氨酸含量普遍偏低。牛奶中蛋白质主要为酪蛋白，消化率为85%，鸡蛋中蛋白质不但含有人体所需要的各种氨基酸，而且组成模式与人体十分相近，人体吸收利用率达94%以上。

表4-3　常用食物蛋白质含量（每100g可食部分）

食物名称	蛋白质含量（g）	食物名称	蛋白质含量（g）
黄豆	35.0	猪肉（肥瘦）	13.2
豆腐	8.1	猪肝	21.3
豆浆	4.4	牛肉（肥瘦）	19.9
熏豆腐干	18.9	鸡肉	21.5
绿豆	21.6	鸡蛋	13.3
炒西瓜子	31.8	松花蛋	17.6
炒花生仁	26.5	大米	7.7
炒葵花子	34.6	标准面粉	10.3

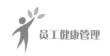

植物性食物所含蛋白质虽然不如动物性蛋白质好，但仍是人类膳食蛋白质的重要来源。大豆中蛋白质含量高达35%~40%，蛋白质的生物学价值也较高(64%)。谷类含蛋白质一般为6%~10%，薯类含蛋白质2%~3%，它们的必需氨基酸中有一种或多种含量稍低，因此要注意蛋白质的相互搭配。

（四）蛋白质的建议摄入量

蛋白质的供给量必须满足机体的氮平衡。蛋白质供给量长期不足会导致蛋白质缺乏症，可使机体生理功能下降，抵抗力降低，消化功能障碍，伤口愈合缓慢，精神不振且出现贫血、脂肪肝、组织中酶活性下降等。幼儿若缺乏蛋白质，则会出现生长发育不良，皮肤、毛发异常等变化。引起蛋白质缺乏的原因多为食物来源不足，个别可能是由于某些特殊生理状况使蛋白质需要量增加（如体育运动、乳母等），或某些疾病使体内蛋白质排出量增加、消耗量增加（肾炎、慢性失血等）。

摄入蛋白质过多也会对人体有害。例如，大量蛋白质在肠道中，肠内细菌使其腐败，产生大量的胺类，对机体不利；大量蛋白质在体内代谢，增加肝、肾负担；大量蛋白质会增加食物特殊动力作用使机体增加额外的热量消耗。动物试验表明，膳食中蛋白质含量过高（占热量的26%），其寿命会缩短。

成年人蛋白质的摄入量为男性每天65g，女性每天55g，也可以通过体重进行计算：普通人每天每千克体重的蛋白质摄入量为0.8~1.0g，青少年为2g，增肌者为1.6~2g，进行一般强度锻炼时为1~1.5g，进行大强度锻炼时为2g，减脂期为1.2g，部分减肥者可达2g。

一般成年人蛋白质供给的能量应占一日膳食总能量的11%~15%，对于增肌人群应为15%~20%，减脂人群应为20%~25%。优质蛋白质摄入应占蛋白质总摄入量的1/3以上。摄入优质蛋白质既能满足机体生长发育，又能促进机体运动后的恢复，加快疲劳的消除，提高身体机能。

三、脂类

（一）脂类的组成与分类

脂类（lipids）是中性脂肪和类脂的总称。中性脂肪主要为油和脂肪，通常是一分子的甘油和三分子的脂肪酸组成的三脂酰甘油。日常食用的动植物油脂都为中性脂肪。类脂是一类性质类似于油脂的物质，包括磷脂（卵磷脂、脑磷脂）、糖脂、脂蛋白（乳糜微粒、高密度脂蛋白、低密度脂蛋白）、蜡和固醇等。类脂中的固醇主要有胆固醇、麦角固醇、胆酸、维生素D、雄激素和孕激素等。人体内脂类分布及功能见表4-4。

表 4-4　人体内脂类的分布和功能

脂类型	举例		分布及功能
单纯脂	动植物油		自然界中最丰富的脂，是组成结构成分和主要的能量来源
	蜡		无生理意义
复合脂	磷脂	磷脂酰胆碱（卵磷脂）	所有细胞的膜中，最高效力乳化剂
		磷脂酰乙醇胺（脑磷脂）	
	糖脂	脑甘脂	存在于神经组织中，是细胞膜的成分，构成血型物质
		神经甘脂	
	脂蛋白	乳糜微粒	在血液中运输脂类
		极低密度脂蛋白（VLDL）	
		低密度脂蛋白（LDL）	
		高密度脂蛋白（HDL）	
类脂	胆固醇		除摄入外，主要在肝脏合成，与胆汁酸和激素有关

（二）脂类的生理功能

1. 供给和储存热能，维持体温

每克脂肪在人体内氧化释放的能量约为 38.9 kJ（9.3kcal），比蛋白质和碳水化合物都多。正常健康人总热量约有 20%~30% 来自脂肪。脂肪富含热能，这是人类在进化过程中选择脂肪作为自身能量储备形式的重要原因。皮下脂肪不易导热，有助于维持恒定体温，这就是较胖的人不怕寒、怕热的原因。

2. 构成机体组织细胞的成分

脂肪占人体体重的 14%~19%。类脂中的磷脂、胆固醇与蛋白质结合成脂蛋白，构成了细胞的各种膜，如细胞膜、核膜、内质网、高尔基体、线粒体等，也是构成脑组织和神经组织的主要成分。胆固醇在体内可转化为胆汁酸盐、维生素 D3、肾上腺皮质激素及性激素等多种有重要生理功能的类固醇化合物。

3. 供给必需脂肪酸

必需脂肪酸亚油酸（ω-6）和 α 亚麻酸（ω-3）必须靠膳食脂肪供应，必需脂肪酸的衍生物在体内具有多种生理功能。它能促进生长发育，维持皮肤和毛细

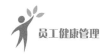

血管的健康，促进神经轴突和树突的伸长，并与精子的形成及前列腺素的合成、与胆固醇的代谢有密切关系。

4. 促进脂溶性维生素的吸收

脂肪是脂溶性维生素的溶媒，维生素 A、D、E、K 均不能溶于水，只有与脂肪共存时才能被人体吸收，所以食物中的脂肪可促进脂溶性维生素吸收。

5. 保护机体，滋润皮肤

脂肪是器官、关节和神经组织的隔离层，并可作为填充衬垫，避免各组织相互间机械摩擦，对重要器官起保护和固定作用。脂肪在皮下适量储存，可滋润皮肤，增加皮肤的弹性，充盈营养物质，延缓皮肤的衰老。

6. 提高膳食的饱腹感

糖类在胃中迅速排空，蛋白质排空较慢，脂类在胃中停留时间较长，一次进食含 50 g 脂肪的高脂膳食，需 4~6h 才能从胃中排空，因而使人有高度饱腹感。烹调食物时加入脂肪，可以改善食品的味道，增进食欲。

7. 保证体征发育

脂肪对女性生理有着特殊的意义。少女体内脂肪含量的多少，决定了女性第二体征的发育和月经初潮的时间。少女身体内脂肪含量正常时，才能使脑垂体产生性激素，从而促进少女的性成熟。美国哈佛大学的研究发现，少女月经初潮的时间及月经正常与否主要取决于体内脂肪含量的多少。通过对 87 名运动员和舞蹈演员进行研究，发现其中 20 人尽管年龄已超过 14 岁，但仍未来月经；推测其原因，其中一项就是体内脂肪总量少于体重的 17% 以上，从而影响到其第二体征的发育。因此，女性要维持正常的月经及体内性激素水平，必须使体内脂肪含量保持在 22% 以上。

（三）脂类的食物来源

天然食物中含有各种脂肪酸，多以甘油三酯的形式存在。一般地说，动物性脂肪如牛油、奶油和猪油比植物性脂肪含饱和脂肪酸多，但也不是绝对的，如椰子油主要由含 12 碳和 14 碳的饱和脂肪酸组成，仅含有 5% 的单不饱和脂肪酸和 1%~2% 的多不饱和脂肪酸。总的来说，动物脂肪一般约含 40%~60% 的饱和脂肪酸，30%~50% 的单不饱和脂肪酸，多不饱和脂肪酸含量极少。相反，植物油约含 10%~20% 的饱和脂肪酸和 80%~90% 的不饱和脂肪酸，而多数含多不饱和脂肪酸较多，也有不少植物油含单不饱和脂肪酸较多，如茶油和橄榄油中油酸含量达 79%~83%，红花油含亚油酸 75 %，葵花籽油、豆油、玉米油中的含量也达 50% 以上。一般食用油中 α - 亚麻酸的含量很少。常用食用油脂中主要脂肪酸组成见表 4-5。

表 4-5　常用食用油脂中主要脂肪酸的组成（食物中脂肪总量的质量分数）

食用油脂	饱和脂肪酸	不饱和脂肪酸			其他脂肪酸
		油酸 （$C_{18:1}\omega-9$）	亚油酸 （$C_{18:2}\omega-6$）	亚麻酸 （$C_{18:3}\omega-3$）	
可可油	93	6	1	—	—
椰子油	92	0	6	—	—
橄榄油	10	83	7	—	—
菜籽油	13	20	16	8.4	42[*]
花生油	19	41	38	0.4	1
茶油	10	79	10	1.1	1
葵花籽油	14	19	63	4.5	—
豆油	16	22	52	6.7	3
棉籽油	24	25	44	0.4	3
大麻油	15	39	45	0.5	1
芝麻油	14	39	46	0.8	1
玉米油	15	27	56	0.6	1
棕榈油	43	44	12	—	—
米糠油	20	43	33	3	—
文冠果油	8	31	48	—	14
猪油	43	44	9	—	3
牛油	62	29	2	—	7
羊油	57	33	3	2.4	3
黄油	56	32	4	1.3	4
紫苏油	6	17	16	61	—
胡麻油	10	18	37	35	—
亚麻子油	13	22	14	49	2

*　主要为芥酸。

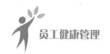

长期以来，部分学者建议人们使用亚油酸、γ-亚麻酸这一类不饱和脂肪酸，认为对健康有益无害。但物极必反，本来对健康有益的食用油，用过了头，反而导致"亚油酸"过食综合症，如加重炎症、促进血栓的凝集，最典型的是心肌梗塞和脑血栓发病率增加，所以单凭亚油酸、γ-亚麻酸含量作为选择食用油的指标是不科学的。

有研究表明，应该增加 α-亚麻酸的比率，它进入体内可以进一步变成鱼油，以满足全身细胞和脑代谢更新的需要。

（四）胆固醇

胆固醇的作用是一个有争议的问题，人们常说胆固醇是心血管病特别是冠心病的罪魁祸首。但从生理上说人体内不能没有胆固醇，没有它所造成的危害更为严重，因此对待胆固醇应该趋其利而避其害。人体共含有胆固醇 140 g，其中 1/4 存在于脑和神经细胞中，这类脂质在人体中的作用主要有以下 4 个方面：

1. 合成固醇类激素的主要原料

现代医学研究指出，人的性激素、肾上腺皮质激素的合成都离不开胆固醇。根据报道，一些女运动员的闭经现象，与食素有关。素食中胆固醇很少，加上纤维素含量增多，又进一步减少了胆固醇的吸收，导致女子体内雌性激素合成减少，加上运动量大，造成闭经。

2. 合成维生素 D 的原料

胆固醇在紫外线照射下，能转变成维生素 D，而维生素 D 又能促进钙、磷的吸收，从而促进青少年的骨骼发育，有利于健康成长。

3. 减少癌症的发病率

美国的弗雷明汉心脏研究所经过大量的调查研究证实，男性体内胆固醇过低的人得结肠癌的概率是正常人的数倍。美国牛津的一所医院的科学家们对 5000 名食肉者和 6000 名非食肉者血液中的胆固醇进行了检查，发现食肉者的胆固醇含量较高，患心脏病的人多，但患癌症的人少；而非食肉者结果与此相反。

4. 合成胆汁酸的原料

胆汁主要参与消化脂肪，而胆汁酸则是从胆固醇合成而来。如果胆固醇摄入过少，势必影响胆汁酸的合成，从而造成消化不良。

尽管胆固醇有许多对人体有益的作用，但胆固醇过多对人体的危害也是严重的。血液中胆固醇过多，就易患高脂血症。血脂过高会使脂质代谢紊乱，多余的胆固醇沉积在血管壁上，日积月累，血管壁发生内膜增生、变性、管壁硬化，出现斑块，失去弹性及收缩力，甚至引起管腔狭小或闭塞、心肌缺血、供氧不足、心绞痛、心肌梗塞等严重病症。若沉积发生在大脑的血管，则引起脑血栓等疾病。

胆固醇的来源有两种：①外源性，来自各种食物，成年人每日从食物中摄取0.3~0.8g，占人体每日胆固醇形成总量的25%；②内源性，由体内（主要是肝脏）自行合成，每日合成量约为3g左右，占人体每日胆固醇形成总量的75%，这些胆固醇大都贮存于胆囊之中。由此可见，胆固醇不完全来自外界的食物，主要是自我合成，且合成数量是由人体的反馈作用调节的。这种调节使外源性摄入量与自我合成量相互补充，即当小肠吸收的胆固醇数量多时，肝脏就会少生产胆固醇；反之吸收少时合成就加强，使血液中胆固醇处于动态平衡状态。当各种病因或脂代谢紊乱打破了血液中胆固醇浓度恒定值时，就会出现胆固醇过多的现象。

胆固醇是脂溶性物质，不能溶解于血液的水分中。它要从肝脏和胆囊运到各种组织器官中去，必须先与蛋白质结合，使蛋白质成为它的载体，这样就形成脂蛋白，脂蛋白能溶解在血液的水分之中，在体内进行转运。

人体内主要有两种类型的脂蛋白，即高密度脂蛋白（HDL，亦称 α - 脂蛋白）和低密度脂蛋白（LDL，亦称 β - 脂蛋白）。胆固醇是否致病取决于它结合成哪种脂蛋白。低密度脂蛋白容易沉积在动脉血管壁上，造成血管阻塞，这种脂蛋白就被认为是"致动脉粥样硬化脂蛋白"。但是如果结合成高密度脂蛋白，其作用正好相反，它不但不沉积于血管壁上来阻塞血流，反而能运走过多的自由胆固醇，消耗沉积，起到疏通血管与保护心脏的作用，这种脂蛋白就被称为"抗动脉粥样硬化脂蛋白"。运动员和身体素质好的健康人，体内高密度脂蛋白含量一般较高；而体质差的人以及冠心病患者低密度脂蛋白含量高。

由此看来，对待胆固醇这种利弊兼备的物质，在食用方面还应适量。猪肝、牛肝等动物内脏少食，鸡蛋限量。从表4-6可以看出，除海参外，几乎所有的动物食品都含胆固醇，只是含量不同。植物油中含有植物固醇，植物固醇在人体内不被吸收，但它却能抑制动物脂肪中胆固醇的吸收，因此多食植物油对防止胆固醇致病是有利的。动物脂肪作为烹调油，也会使人体摄入微量的胆固醇，其油中的胆固醇远远低于鸡蛋，但流行病学调查结果显示吃油炸较多的人易患冠心病。美国加州大学的科研人员发现，油炸食物中有一种比普通胆固醇危害更大的氧化胆固醇。它能够在心脏中加速脂肪斑块形成，并很快在动脉壁上形成斑块，越积越厚，造成动脉硬化，甚至阻塞血管，使动脉失去弹性，导致心脏供血不足、心肌缺血、心绞痛、心肌梗塞等致命性心脏病。因而科学家们认为冠心病的真正元凶是"氧化胆固醇"。心脏病的发作与否，不完全在于吃了多少胆固醇食物，还在于吃法。吃法不当，即使少吃亦可能致病。动物脂肪中的胆固醇在被加热、油炸、煎炒、烘干、烘烤过程中，随着温度升高，胆固醇被氧化为氧化胆固醇。随着年龄的增长，人体血管中"氧化胆固醇"含量越来越多，危害越来越明显。研

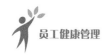

究者给一组兔子连续 12 周喂食含有 5% 氧化胆固醇的食物，另一组喂食正常饲料，结果前者比后者的动脉硬化斑块大了两倍。

表4-6　常见食物胆固醇含量（每100g）

食物名称	胆固醇（mg）	食物名称	胆固醇（mg）	食物名称	胆固醇（mg）
火腿肠	57	猪舌	158	鲳鱼	77
腊肠	88	猪小排	146	鲤鱼子	1070
香肠	59	猪耳	92	鳝鱼	126
方腿	45	鸡	106	带鱼	76
火腿	98	鸡翅	113	墨鱼	226
酱驴肉	116	鸡肝	356	鲜贝	116
酱牛肉	76	鸡腿	162	基围虾	181
酱羊肉	92	鸭	112	河蟹	267
腊肉（培根）	46	烤鸭	91	蟹黄（鲜）	466
牛肉（瘦）	58	鸭肫	153	甲鱼	101
牛肉（肥）	133	炸鸡	198	蛇肉	80
牛肉松	169	牛乳	9	田鸡	40
午餐肉	56	牛乳粉（全脂）	71	蚕蛹	155
羊肝	349	牛乳粉（脱脂）	28	蝎子	207
羊脑	2004	酸奶	15	—	—
羊肉（瘦）	60	豆奶粉	90	—	—
羊肉（肥）	148	鹌鹑蛋	515	—	—
羊肉串（电烤）	109	鸡蛋	585	—	—
猪肝	288	鸡蛋黄	2850	—	—
猪脑	2571	鸭蛋（咸）	1576	—	—
猪肉（肥瘦）	80	鳊鱼	94	—	—

2015 年美国居民膳食指南取消了胆固醇每日 300mg 的摄入限制。2016 年版

《中国居民膳食指南》未提到有关胆固醇的摄入限制，并建议吃鸡蛋不用扔掉蛋黄。但是敏感人群还是要控制胆固醇的摄入量。专家建议践行平衡膳食，适量摄入动物性食物，少油少盐，人人做好自我营养管理。应积极关注自身胆固醇水平，定期检测血脂状况，对膳食胆固醇敏感的人群和代谢障碍的人群（高血脂、动脉粥样硬化、冠心病等），必须强调严格控制膳食胆固醇和饱和脂肪酸的摄入。

（五）磷脂的生理功能

磷脂是含有磷酸根的类脂化合物，对生物膜的组成及机体的正常代谢有着重要的调节作用。磷脂具有促进神经传导、提高大脑活力、促进脂肪代谢、降低血清胆固醇和预防心血管疾病等作用。

（1）磷脂是构成生物膜的重要组成成分。生物膜中，磷脂排列成双分子层构成膜的基质，脂蛋白包埋于磷脂基质中。生物膜具有极其重要的生理功能，起保护层的作用，既是细胞表面的屏障，也是细胞内外环境进行物质交换的通道。当生物膜的完整性受到破坏时，细胞将出现功能紊乱。随着年龄增大，机体代谢产生的自由基攻击生物膜而引起膜损伤。经常补充足够的磷脂可重新修复被损伤的生物膜，起到延缓机体衰老的作用。

（2）促进神经传导，提高大脑活力。人大脑皮层约有140亿个神经细胞，各种神经细胞之间依靠胆碱传递信息，食物中的磷脂被机体消化吸收后释放出胆碱，随血液循环送至大脑，与醋酸反应可生成神经递质乙酰胆碱。当人脑中乙酰胆碱含量增加时，大脑神经细胞之间的信息传递速度加快，记忆力得以增强，大脑活力也明显提高。

研究表明，中年向老年过渡时，血液中胆碱含量会明显下降，大脑中的胆碱含量也相应减少，造成老人行动迟缓、神志模糊、记忆力衰退，逐渐出现痴呆症状。若给老年人补充磷脂，他们的记忆力会得到不同程度的提高。

（3）促进脂肪代谢，防止出现脂肪肝。磷脂中丰富的胆碱对脂肪有亲和力，可促进脂肪以磷脂作为载体由肝脏通过血液输送出去，防止脂肪在肝脏中异常积累形成脂肪肝。

（4）降低血液中胆固醇，改善血液循环，预防心血疾病。随着年龄的增大，胆固醇在血管内沉积引起动脉硬化，最终诱发心血管疾病的出现。磷脂（特别是卵磷脂）具有良好的乳化特性，能阻止胆固醇在血管内壁的沉积并清除部分沉积物，同时改善脂肪的吸收和利用。磷脂具有良好的乳化性，能降低血液黏度，促进血液循环，改善血液供氧循环，延长红细胞生存的时间并且增强造血功能，因而磷脂被营养学家誉为"血管清道夫"。

（5）防治糖尿病。机体内磷脂不足会使胰脏机能下降，无法分泌充足的胰

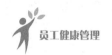

岛素，不能有效地将血液中的葡萄糖运送到细胞中，这是导致糖尿病的原因之一。如果每天食用 20g 以上的大豆卵磷脂，则有利于糖尿病的恢复。

（6）有效化解胆结石。体内过多的胆固醇会发生沉淀，形成胆结石，胆结石 90% 是由胆固醇组成。胆汁中的主要成分是卵磷脂，此外还有水分、胆固醇、矿物质以及色素等，卵磷脂可以将多余的胆固醇分解、消化及吸收，从而使胆汁中的胆固醇保持液体状态。

正常人每天摄取 6~8g 的磷脂比较合适，可以一次或分次摄取。若为特殊保健需要，可适当增加至 15~25g。据研究表明，每天摄入 22~50g 磷脂持续 2~4 个月，可明显降低血清胆固醇水平，而无任何副影响，因此，磷脂的食用安全性很高。

磷脂广泛存在于食物中，如鸡蛋蛋黄干粉中磷脂含量达 8%~10%，大豆为 1.2%~3.2%，花生为 0.44%~0.62%，油菜籽为 0.9%~1.2%，葵花籽为 0.61%~0.68%。磷脂在动物的脑组织中含量最为丰富。

（六）多不饱和脂肪酸

有两个及以上双键的脂肪酸称为多不饱和脂肪酸。多不饱和脂肪酸按照其第一个双键与碳链的甲基端的距离分为 ω-3、ω-6 和 ω-9 系列。有重要生物学意义的是 ω-3 和 ω-6 系列多不饱和脂肪酸。亚油酸（18：2）和花生四烯酸（20：4）是 ω-6 脂肪酸；二十碳五烯酸（20：5）、二十二碳六烯酸（22：6）和 α-亚麻酸（18：3）是 ω-3 脂肪酸。

1. ω-3 系列多不饱和脂肪酸

ω-3 脂肪酸的功能是从丹麦格陵兰岛因纽特人很少患心血管病现象中发现的，他们以狩猎为生，主食是冷水海水鱼，长期摄入高脂肪、高热量、高胆固醇的海洋生物，很少摄入蔬菜、水果，但他们冠心病、高血压、糖尿病及癌症等发病率、死亡率明显低于其他人群。经研究发现，这是由于因纽特人长期食入富含 ω-3 系列脂肪酸的海洋生物。研究试验表明，ω-3 脂肪酸具有以下作用：

（1）降血脂功能。ω-3 脂肪酸可以减少肝脏对极低密度脂蛋白的合成，阻止高糖所致的高甘油三酯的合成，从而降低血液中中性脂肪和胆固醇的含量，对高血压、冠心病及心血管疾病有一定疗效。

（2）抗血小板聚集作用。ω-3 脂肪酸在代谢中能形成活性物质前列腺素，使血小板聚集能力减弱，有扩张血管作用，可阻止血小板与动脉壁相互作用，防止动脉粥样硬化，延缓血栓形成。

（3）减轻炎症，调节免疫能力。ω-3 脂肪酸对人体中产生的助长炎症发生的代谢产物有竞争性抑制作用，因此能起到抗炎、调节免疫力的作用。

（4）健脑益智，改善视力。ω-3 脂肪酸中的二十二碳六烯酸（DHA）占大脑皮层组成的 10%，眼底视网膜组成的 50%，因此，ω-3 脂肪酸与大脑的功能，尤其是信息传递、行为、学习与视力有密切关系，补充 ω-3 脂肪酸在一定程度上可以抑制大脑的老化；特别是对婴幼儿、青少年学生，ω-3 脂肪酸可促进大脑神经系统的发育，提高记忆力，改善视力。人群流行病学研究发现，体内 DHA 含量高的人的心理承受力较强、智力发育指数也高。

（5）抗肿瘤。美国加州大学琼森癌症中心进行的一项研究证明，鱼油里含有的 ω-3 脂肪酸，有助于减低女性患乳腺癌的概率。日本妇女患乳癌的概率比北美妇女低得多，可能与日本人的饮食习惯与北美人不同有关，日本人喜食海鱼，体内的 ω-3 脂肪酸水平远远高于北美妇女。

ω-3 脂肪酸的每日摄入量应大于 1g，而大量调查结果显示，内陆国家普遍缺乏 ω-3 系列不饱和脂肪酸，我国缺乏尤为严重，人均摄入量不足推荐量的一半。日常食物中含 ω-3 脂肪酸较多的有胡麻油、大豆油、菜籽油、亚麻籽油、紫苏油和鱼油。

2. ω-6 系列多不饱和脂肪酸

ω-6 系列多不饱和脂肪酸的主要功能：①在机体内通过代谢生成前列腺素，参与机体功能的调节；②可降低血中甘油三脂和胆固醇水平；③抑制血液、肝脏和脑组织内过氧化脂质的生成；④具有抗血小板凝集和抑制血栓素形成；⑤对肥胖症有减肥作用。对于 ω-6 系列多不饱和脂肪酸是否有抗肿瘤作用，目前科研结果不一致，一些研究结果显示乳腺癌与摄入的油酸、亚油酸、γ-亚麻酸是有正相关关系；另一些学者认为 ω-6 系列脂肪酸能抑制人结肠癌、胃癌和胰腺癌细胞 DNA 的合成而有抗癌活性。日常食物中含 ω-6 系列的多不饱和脂肪酸较多的有红花油、花生油、玉米油、芝麻油等。

第二节　能量平衡的原理与体重控制的原则

一、能量物质及其换算方法

能量是人体生存和从事一切活动的基础。机体的一切生命活动，如细胞的生长繁殖、组织更新、营养物质的运输、代谢废物的排泄、心脏跳动、神经传导等都需要能量。人体的能量来源于食物，食物在体内经酶的作用进行生物氧化释放出能量。

营养学上所用的能量单位常以千卡（kcal）表示，相当于 1000g 水升高 1℃（由 15℃升高到 16℃）所需要的能量。在物理学上，能量的法定计量单位是焦耳（J），

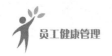

也可以用千焦耳（kJ）、兆焦耳（MJ）作为能量计量单位，其换算公式是：1 千焦耳（kJ）=0.239kcal，1kcal=4.184kJ。

营养素中的糖、脂肪和蛋白质，在体内氧化分解产热，是人体能量来源，故称为能量物质。它们在体内的氧化过程与体外燃烧有类似之处，但由于最终产物不同，所以释放的能量与体外也有所不同。糖和脂肪在体内与体外的最终产物都是二氧化碳和水，而蛋白质在体内除了氧化成二氧化碳和水，尚余含氮有机物（尿素、肌酐等）排出体外，这部分物质还可产热，所以蛋白质在体内产热比体外少。此外，3 种能源物质的消化率不同，也影响它们在体内的产热量。每克碳水化合物、脂肪、蛋白质在体内氧化的生理有效热量分别为 4、9、4.0kcal。

二、能量平衡及其估算方法

能量平衡即机体消耗和摄入的能量趋于相等。能量平衡是营养学中一个最基本的问题，也是评价营养状况的重要指标。当能量的摄入量与消耗量相当时，人体体重保持恒定；能量摄入量大于消耗量时，体重和体脂就会增加；能量摄入量小于消耗量时，体重则会减轻。儿童和少年因处于生长发育期，能量的摄入应大于消耗，才能保证其正常的生长发育。

（一）能量的消耗

人体的能量消耗主要包括基础代谢、体力活动的消耗、食物的热效应和生长发育的消耗。成年人的能量消耗为前 3 项，第 4 项适用于儿童、少年、孕妇和长期患病引起机体大量消耗后处于康复期的人群。

1. 基础代谢

（1）基础代谢是维持人体基本生命活动的能量，即在无任何体力和紧张思维活动、全身肌肉松弛、消化处于静止状态的情况下，用以维持体温和人体必要的生理功能（呼吸、循环、排泄、腺体分泌、神经活动和肌肉紧张度等）所需的能量。基础代谢的测定应在清晨、空腹、静卧及清醒状态下进行，而且体温要保持在 18~25℃之间。研究结果表明，人体基础代谢的高低虽与体重有关，但并不成比例关系，而是与体表面积成正比。所以，单位时间内人体每 m^2 体表面积所消耗的基础代谢量被称为基础代谢率（Basal Metabolism Rate，BMR）。

1985 年世界卫生组织提出以安静代谢率（Resting Metabolism Rate，RMR）代替基础代谢率。安静代谢率是测定维持人体正常功能和体内稳态，加上交感神经系统活动所消耗的能量。测量安静代谢率时，要求受试者仰卧或静坐于安静舒适的环境中，全身处于休息状态，距离上次就餐或剧烈活动至少数小时。这种状态比较接近人的休息状态。RMR 稍高于 BMR，但两者差别很小，目前采用

RMR 更为普遍。

（2）基础代谢的计算。由于测量之前准备工作多、具体操作繁琐，RMR 的测量并不经常进行，往往是通过一些公式来推算。RMR 的推算公式基于以下原理：RMR 与身体体积成正比例关系，随年龄的增加而减小，肌肉比脂肪的新陈代谢更活跃。Harris-Benedict 公式是一种较为简单常用的估算基础代谢率的公式：

男子：

$RMR=88.362+（4.799× 身高）+（13.397× 体重）-（5.677× 年龄）$

女子：

$RMR=447.593+（3.098× 身高）+（9.247× 体重）-（4.33× 年龄）$

式中：RMR 单位为 kcal/ 天；身高单位为 cm；体重单位为 kg；年龄单位为岁。

（3）影响基础代谢的因素。基础代谢不仅个体之间存在差异，自身基础代谢也常有变化。其影响因素主要有以下几方面：

1）年龄：婴幼儿基础代谢率非常高，青春期出现一个代谢活跃阶段，以后随年龄增长基础代谢水平不断下降，30 岁以后每 10 年降低约 2%，60 岁以后下降更多。但如注意加强体育锻炼，这种降低会缓慢得多。

2）体形：体表面积大者散发能量也多，所以同等体重情况下瘦高者基础代谢高于矮胖者。人体瘦体重（包括肌肉、心、脑、肝肾等）消耗的能量占基础代谢的 70%~80%，所以瘦体重质量大、肌肉发达者基础代谢水平高。

3）性别：在同一年龄、同一体表面积的情况下，女性基础代谢率低于男性 5%~10%，主要原因是女性体脂率相对高于男性，而瘦体重相对少于男性。

4）不同生理、病理状况的影响：许多内分泌激素都可对细胞代谢起到一定的调节作用。生病发热、甲状腺素、去甲肾上腺素等有关激素水平异常时，直接或间接影响人体基础代谢消耗。另外孕妇基础代谢相对较高。

5）生活和作业环境：炎热或寒冷、过多摄食、应急状态、精神紧张、运动强度高都可以使基础代谢水平升高，也有人把这一部分能量消耗称为适应性生热作用。在禁食、饥饿或少食时基础代谢水平也相应降低。

6）其他：尼古丁和咖啡因可以刺激基础代谢水平升高。

人与人之间基础代谢水平的个体差异，遗传因素是关键影响因素之一，这很好地解释了为什么有的人"吃什么都长胖"而有的人"怎么吃都不胖"的现象。

2. 体力活动的消耗

肌肉活动对于能量代谢的影响最为显著。人在运动或劳动时耗氧量显著增加，机体耗氧量的增加与肌肉活动的强度呈正比。一般情况下人体各种体力活动所消耗的能量约占总能量消耗的 25%~35%，是影响人体能量消耗的主要因素，也是

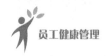

人体能量消耗中变化最大的一部分，因此是人体控制能量消耗、保持能量平衡、维持健康最重要的部分。其消耗能量的多少主要与以下因素有关：①去脂组织含量（瘦体重）越高者，活动时消耗能量越多，因为去脂组织是代谢活性组织，脂肪组织则是相对惰性的组织；②体重越重者，做相同的运动所消耗的能量也越多；③活动时间越长、强度越大、消耗能量越多。因此运动员体力活动能量消耗因运动量（包括运动强度、密度、运动持续时间）的不同有很大差异无氧运动的，最大能量消耗是睡眠时的20倍以上。

除上述体力活动之外的时间内，机体所处的活动状态难以明确界定，一般称为隐性活动。能量消耗主要用于觉醒、焦虑和其他的难以特别明确活动。隐性活动的能量消耗占人体的能量消耗的10%~15%。而体力活动能量消耗是体力活动和隐性活动能量消耗的总和。

3. 食物的热效应

食物的热效应也称食物特殊动力作用，是摄食后消化、吸收、合成活动以及营养素及营养素代谢产物之间相互转化过程中所消耗的能量。摄食不同食物增加的能量消耗有所差异，其中蛋白质的食物特殊动力作用最大，相当于增加其本身能量的30%，碳水化合物为5%~6%，脂肪为4%~5%。一般成人摄入混合膳食，每日由于食物特殊动力作用而额外增加的能量消耗相当于基础代谢的10%，即每日约150 kcal。

4. 生长发育的能量消耗

婴幼儿、儿童、青少年生长发育需要能量，主要包括机体生长发育中形成新的组织所需要的能量以及新生成的组织进行新陈代谢所需要的能量。婴儿每增加1g体重约需20.9kJ（5kcal）能量，孕妇的子宫、乳房、胎盘、胎儿的生长发育及体脂储备均需要能量，乳母合成和分泌乳汁也需要额外消耗能量。

（二）能量的摄入

人体能量来源是食物中的糖类、脂肪和蛋白质，这3种产热营养素在人体的代谢中各有特殊生理功能又相互影响。糖类与脂肪间可互相转化，二者对蛋白质的消耗也有替代作用。在选择食物时，应考虑到各营养素之间的平衡，根据我国居民的习惯，一般成年人膳食中糖类、蛋白质和脂肪供能各占总能量的50%~65%、10%~15%和20%~30%。人体能量的需要量受身体活动强度、年龄、性别、生理特点等因素影响而有所不同，一般成年人的能量摄入量和消耗量保持平衡就能维持各种正常生理活动和身体健康。

（三）每日能量消耗的估算

在基础代谢率算出后，用以下标准估算每天活动所需热量。计算所得的值为维持当前体重所需能量的粗略估计值。

低强度: 对于只需要很少的身体活动(大多数时间坐着工作)进行工作或休闲(例如不进行有规律的体育活动)的人,每日所需热量的计算公式为 RMR×1.4。

中低强度: 对工作时更多的时间是走或站立以及从事有规律(至少每周3天)的中等强度体育活动的人,每日所需热量的计算公式为 RMR×1.6。

中高强度: 对需要高强度体力活动的工作(如搬运工等),或从事有规律(至少每周4天)的中高强度体育活动的人,每日所需热量的计算公式为 RMR×1.8。

例如,计算一位50岁的男性办公室工作人员的每天能量消耗。其身高为178.6m,体重为77.8kg,每周3~5次快速步行3000m,其他时间基本不活动。

RMR=88.362+(4.799×178.6)+(13.397×77.8)–(5.677×50)

　　　=1704(kcal/天)

由于他进行有规律的中等强度运动,故每天能量消耗 =RMR×1.6=2726kcal/天。

三、能量摄入过多或过少的危害

在一定时期内机体能量收支不平衡,首先反映在体重变化上,然后可发展到降低身体机能,影响健康,引起疾病。因此,能量平衡有很重要意义。

(一)热量摄入过多的危害

摄入能量过多,其多余部分在体内转变为脂肪,脂肪过多造成肥胖。肥胖对健康不利,因为身体肥胖,不但有大量脂肪积聚在皮下,还有许多脂肪沉积在内脏上。如果大量脂肪沉积在肝脏里,将变成脂肪肝,肝脏许多重要生理功能就会受到影响。腹腔、肠系膜、大网膜和胸腔上堆积脂肪,可使膈肌活动受限,胸腔容积变小,也会妨碍呼吸和气体交换。如果心包上的脂肪增多,会压迫心脏,影响血液回流,使人容易疲劳,不能承受较重体力活动,并常感到头痛、头晕、心悸、腹胀等。肥胖还往往引起体内脂类代谢紊乱,造成血脂过高,易发生动脉粥样硬化。研究报道,肥胖者患冠心病比体瘦者多5倍,患高血压几率比正常人多2~3倍。肥胖还易并发糖尿病、胆结石、胰腺炎和痛风症等。

(二)热量摄入过少的危害

当能量摄入不足时,体内储存的脂肪和糖原将被动用,甚至体内蛋白质也被动用分担供能,使体重减轻,瘦体重也减轻,导致肌力减弱,工作效率下降。长期能量摄入不足,将影响蛋白质吸收和利用,会加重体内蛋白质的缺乏,引起蛋白质营养不良症,其临床表现为基础代谢降低、消瘦、贫血精神萎靡、皮肤干燥、肌肉软弱、体温降低、抵抗力下降、健康水平下降并易患感染性疾病等。

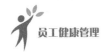

　　造成饮食不平衡的原因主要有两方面：饮食和运动。就个体而言，可能是摄入热量过多或不足，也可能是缺乏运动或运动过度。此外某些疾病也可使热量代谢失去平衡。为了避免热量摄入过多或过少对人体造成危害，要注意保持热量的收支平衡，积极参加体育锻炼。

四、体重控制的原则

　　（一）保持体重不变的原则

　　基本原则是热量平衡。在实践中应按照"量入为出"和"量出为入"来安排饮食量（能量摄入量）和体力活动量（能量消耗）。

　　（二）减轻体重的原则

　　减体重计划应符合能量消耗大于能量摄入的原则。采用的方法有控制饮食（减少能量的摄入）、增加运动（增加能量消耗）、控制饮食和运动相结合三种方法。单纯依靠控制饮食、减少能量摄入来减轻体重的方法一般不提倡，因为，减少能量摄入，人体的第一反应是新陈代谢降低，每天人体消耗更少的能量。同时，体重下降的成分中含有大量的肌肉，约占总体重的30%~40%，且容易引起厌食、营养不良和抵抗力下等降风险。而既锻炼又减少能量的摄入，体重下降的成分中肌肉只占5%左右，脂肪占比达95%。运动锻炼可以增加肌肉和骨骼的量，同时，肌肉运动消耗大量的能量，当进行大于30min的中等运动强度的有氧锻炼时，机体开始直接消耗体内的脂肪。

　　饮食方面应注意：①平衡膳食，减少热量摄入，选择热量低、营养素含量全面的食品；②严格限制高热量、高脂肪、高糖类食品摄入；③控制零食摄入，特别是睡觉前以及非饥饿状态进食；④注意合理安排进食时间。

　　运动方面应注意运动量循序渐进，以消耗大量能量的有氧运动为主，但要避免过度疲劳。

　　因此，对于不同个体减轻体重的方法包括：①体重指数BMI在26左右，超重不是很多的员工，只要每周运动锻炼，额外能量消耗1000 kcal/周，并控制饮食的总摄入量即可；②体重指数BMI大于26的超重员工，每周运动锻炼，额外能量消耗1000 kcal/周，要控制饮食和"节食"，控制饮食的总量，晚上吃得清淡些，多吃蔬菜和水果，蛋白质的摄入在早餐和中餐完成，有19/21节食说法，每周有21餐，其中两个晚餐节食，只用蔬菜水果充盈；③体重指数BMI大于29的肥胖员工，每周中等运动强度锻炼时间要延长，总时间达300min/周左右，额外能量消耗大于1000kcal/周，要控制饮食总量和"节食"，晚上吃得清淡些，只吃蔬菜和水果的节食天数要大于两天。

"节食"的方法：现在锻炼加节食控制体重的人越来越多。每个人情况不同，采用怎样程度的"节食"方法，应根据个人的体重指数、肥胖程度、年龄、生理差异、健康状况、锻炼方法、运动消耗能量等来确定。不同身体条件下的"节食"方法的选择见表4-7。

表4-7　不同身体条件下的"节食"方法的选择

适用对象	节食方法	锻炼方法
青年员工（超重）	减少零食和夜宵	增加运动量，终身运动锻炼的项目，持之以恒锻炼，养成良好的行为生活习惯
青年员工（肥胖）	减少晚餐总的能量摄入	
中老年员工（超重）	每天的蛋白质摄入在早餐和中餐完成，晚餐吃得清淡	选择走路、慢跑、羽毛球、网球和自行车等有氧运动项目进行锻炼，养成良好的行为生活习惯
中老年员工（肥胖）	每天的蛋白质摄入在早餐和中餐完成，晚餐吃的清淡、多吃蔬菜、水果	

要注意的是：

（1）要保证蛋白质摄入量，糖和脂肪摄入量相应减少，同时，通过体力活动消耗大量能量。

（2）减少晚餐能量的摄入，但还是要让胃充盈（比如吃一斤蔬菜加水果），水果中含有大量的果糖，可以计入每天糖的摄入量。新鲜蔬菜和水果是天然的抗癌食品，蔬菜能量很低，纤维素含量很高。多吃新鲜蔬菜，能量摄入减少，纤维素量摄入量增加，有利于第二天的排便。

（3）有规律的运动锻炼可能会引起胃口大增，这时候一定要节制，并控制饮食的总量。

（4）减体重并不是体重直线下降，要允许体重有一定波动，降了3kg反弹2kg也是正常的。关键是掌握减体重的方法，持之以恒。理想的减轻体重幅度是每年减3%~5%，肥胖的员工减体重的幅度要大一些。

（三）增加体重的原则

增加体重，特别是增加瘦体重，应从运动、饮食和睡眠等方面采取相应措施，不仅增加摄食量，也要增加运动量，要使机体热量摄入大于机体热量消耗，人体蛋白质代谢为正氮平衡。

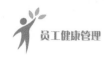

运动，特别是抗阻运动系统的肌肉力量练习，能够促进骨骼肌蛋白的合成，使肌肉量增多，体积增大。

配合运动训练增加体重，应及时调整饮食，每天进食 4~5 餐，食物选择以易消化吸收、高蛋白、相对高热量为原则，用循序渐进的方式逐步增加各种营养物质的摄入量，饮食量应使机体处于热量正平衡。应控制油脂类食品的摄取，减少患冠心病等疾病的风险，补充适量的维生素和矿物质，保证充足的睡眠。

第三节　平衡膳食

合理营养是健康的物质基础，平衡膳食是合理营养的途径。

一、膳食结构的模式和特点

根据膳食中植物性食物所占的比重，及能量、蛋白质、脂肪和碳水化合物的供给量，世界上不同地区的膳食结构可划分为 4 种模式。

（1）发达国家模式：以美国和西欧国家为代表，其特点是动物性食物摄入过多，属于营养过剩的膳食，呈现出"三高"膳食结构，即高蛋白、高脂肪、高热能。该模式导致大量"富贵病"，如肥胖、高血压、冠心病、糖尿病、癌症等。营养过剩是此类膳食结构国家人群面临的主要健康问题。

（2）发展中国家模式：多见于东方发展中国家，其特点是植物性食物摄入过多，蛋白质与热能摄入量不足，动物性蛋白质一般占总蛋白质的 10%~20%，植物性食物提供的能量占 90%，以致营养不良，体质日趋亚健康，劳动能力下降。营养缺乏病是这些国家人群的主要营养问题。但从另一方面来看，以植物性食物为主的膳食结构，膳食纤维充足、动物性脂肪较低，有利于冠心病和高脂血症的预防。

（3）日本模式：它吸收了东、西方膳食的特点，取优去劣，既有东方膳食的传统特点，也有欧美国家膳食的长处，是比较合理的膳食结构类型。来自植物性食物的膳食纤维和来自动物性食物的营养素（如铁、钙等）均比较充足，同时动物脂肪又不高，并提倡低盐膳食。日本料理以生食、炖、煮为主。此类膳食结构有利于避免营养缺乏病和营养过剩性疾病，促进健康，已经成为世界各国调整膳食结构的参考。

（4）地中海式饮食模式：这种饮食模式指的是希腊、西班牙、法国南部和意大利等在地中海沿岸的这几个欧洲国家的饮食。这个地区的饮食特点有：①橄榄油的大量使用；②水果、蔬菜多，每人每天平均 500~600g；③多吃粗加工的谷类；

④多吃深海鱼，猪肉相对少；⑤每天都吃点牛奶、奶酪、酸奶等；⑥用餐时喝点红葡萄酒。

早在 1990 年，世界卫生组织就开始大力提倡地中海饮食，地中海式饮食模式是由哈佛大学营养科学系主任、美国科学院院士 Walter Willett 医学博士提出的。该膳食结构的优点颇多，最引人注目的是饱和脂肪酸的摄入量很低，而单不饱和脂肪酸和膳食纤维的摄入量则很高。诸多研究显示采取地中海饮食可显著改善健康状况，降低心血管疾病和癌症的死亡率，有利于心脏健康，可以减少得老年痴呆症的风险，预防脑卒中、糖尿病等。

我国传统饮食是以植物性食物为主的膳食结构。随着经济的快速发展和居民收入的逐步提高，食物生产与供应发生了很大的变化，人们的食物消费结构也不断发生变化。居民近 20~30 年来膳食模式的变化趋势是粮食消费不断减少和膳食脂肪摄入不断增加。与之相关的慢性非传染性疾病，如肥胖、高血压、糖尿病、血脂异常等患病率增加，已成为威胁国民健康的突出问题。

我国多数经济发达城市的民众，由于生活日益富裕，许多人正在模仿发达国家的膳食模式。针对我国公民的饮食习惯以及膳食中存在的问题，前卫生部部长、中国工程院院士王陇德曾在《人民日报》上发表署名文章，指出"中国人需要一场膳食革命。"

当前，我国居民的膳食结构方面存在的主要问题包括：①肉类及油脂消耗过多，谷物消耗中精米、面消费过多，五谷杂粮消耗偏低；②钙、铁、维生素 A 等微量元素普遍摄入量不足；③蔬菜的摄入量明显减少，绝大多数居民仍没有形成经常食用水果的习惯。在摄入食物的数量方面存在的主要问题是摄入的热量大大超过身体代谢所需要的热量，多余的热量被身体转化为脂肪储存起来，因而超重和肥胖的人数迅速增加。

二、平衡膳食的概念

平衡膳食是一个综合概念，它要求膳食能够全面满足人体营养需要（包括适宜的人体热能需要和各种营养素的需要），还要避免因膳食构成的营养素比例不当，或者某种营养素缺乏、过剩引起的营养失调。具体地讲，平衡膳食是使膳食营养供给与机体生理需要之间建立起平衡关系，包括各种食物搭配平衡、能量营养素构成平衡、各种营养素摄入量之间平衡、微量元素和矿物质平衡。

平衡膳食中营养物质的供给要做到以下几点：

（1）饮食中要保证人体所需三大宏观营养素供应比例维持在一个合理范围之内。目前认为将每日饮食中碳水类食物维持在占总能量的 50%~65%，蛋白质

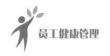

占 10%~15%，脂肪占 20%~30% 的比例对机体健康比较有利。

（2）碳水类食物应以谷物食物为主，额外添加的糖和含糖量较高的食品应加以控制。

（3）应保证进食蛋白质中 1/3 以上为优质蛋白质，其中必需氨基酸的供应量应占氨基酸供给总量的 20%~30%。

（4）脂肪类食物应以植物油脂为主，脂肪中饱和脂肪酸、单不饱和脂肪酸和多不饱和脂肪酸的比例维持在 1∶1∶1 的范围较好。

（5）应保证维生素和钙、磷的摄入量，并相对维持在合理的范围内。

（6）食物的供给应保持均衡、不间断原则。按照我国人民生活习惯，将每日所需能量以一日三餐的方法供给比较合适。三餐中能量分配以早餐占全天总能量的 25%~30%，中餐占全天总能量的 40%，晚餐占全天总能量的 30%~35% 比较恰当。

三、合理膳食的原则

（一）谷物为主

在各类食物中，谷类是中国人传统的主食。谷类包括米、面、杂粮。一些发达国家由于动物性食物在居民整个膳食结构中占比很大，摄入的能量与脂肪过高，加上体力消耗很少，在能量上入大于出，从而导致体重过分增加甚至肥胖。所以，在生活逐渐好转的今天，人们更需保持以谷类为主的良好膳食传统。此外，还要注意粗细粮搭配，常吃一些粗粮、杂粮以及薯类。薯类含有丰富的淀粉、膳食纤维以及多种维生素和矿物质，包括马铃薯、甘薯、木薯等。谷类和薯类主要提供碳水化合物、蛋白质、膳食纤维及 B 族维生素。

（二）多吃蔬菜与水果

蔬菜水果类主要包括鲜豆、根茎、叶菜、茄果等，主要提供膳食纤维、矿物质、维生素 C 和胡萝卜素。

蔬菜与水果含有大量的水分以及丰富的维生素、矿物质和膳食纤维，多吃新鲜蔬菜与水果对保持正常的身体机能、增加身体的抗病能力以及预防某些癌症都起着十分重要的作用。

在日常饮食中，在尽可能多地摄取蔬菜和水果的同时，最好根据自己的体质特点和不同品种蔬菜水果所含的营养成分，区别对待，合理进食。比如红、黄、绿等深色蔬菜中维生素含量超过浅色蔬菜和一般水果，是胡萝卜素、维生素 B_2、维生素 C 和叶酸、矿物质、膳食纤维和天然抗氧化物的主要来源。应尽可能多吃菠菜、小白菜、油麦菜等绿叶蔬菜，红辣椒、胡萝卜西红柿等红色蔬菜以及土豆、南瓜、红薯等黄色蔬菜。

（三）豆类养生不可少

豆类是发源于中国的传统食物和重要的健康食品，被誉为"植物肉"，含有丰富的优质蛋白质、不饱和脂肪酸、钙及维生素 B_1 和烟酸等；其蛋白质含量比某些动物性食物还要高，且多为优质蛋白质，并且含有的大豆异黄酮，可双向调节性激素水平，减轻更年期综合征反应；豆类有一定的补钙功效，含有丰富的碳水化合物和脂类。豆类所含的豆固醇，可以减少机体对胆固醇的吸收等，是非常适合国民的健康食品。研究表明，长期食用一定量的大豆食物，对成年男女有保健功效。在美国第一、第二代东亚裔的移民女性中，乳腺癌等的发病率明显低于欧美裔女性，东亚裔男性的前列腺癌也大幅度低于欧美裔男性，其中一个重要原因就是亚裔人原本喜欢吃豆制品，而第三、第四代移民后裔就不一定保留这一传统习惯。豆制品被誉为是健康保护神（尤其是对女性），这正在成为人们的共识，在美国，大豆被宣布是已确定功能的营养食品。

（四）白肉比红肉好

"中国居民膳食宝塔"倡导：经常吃适量鱼、禽、蛋、瘦肉，少吃肥肉和荤油。

动物肉类是重要的营养来源，但又不宜多吃。白肉比红肉好，或者说"两条腿的比四条腿的好，没有腿的比两条腿的好"。

所谓红肉，简单说就是颜色很深的肉，如牛肉、羊肉、狗肉等；颜色深往往表明所含热量高（提供热量足，中医则认为是"热性"的）。白肉，就是颜色较浅的肉，如家禽肉、鱼等，往往热量不高，但优质蛋白质含量高。四条腿的多为畜肉、红肉；两条腿的，多为禽肉、白肉；没有腿的，则是鱼类，都属于白肉。

（五）总量控制更重要

不管是肉类，还是碳水化合物，只要是提供能量或营养成分的，都存在总量控制问题，绝不是多多益善。总量控制没有统一标准，因人、因年龄、因工作性质（性质不同，能量消耗不一）而不同。总量控制的准则是：在能保持适宜体重及充沛活力前提下，摄入量应恰到好处，或者适当减少些摄入量。其原因是：食物为人体提供能量，体力活动消耗能量，而蛋白质、脂肪、碳水化合物在体内可以相互转化。如果进食量过多，而活动量（消耗）不足，多余的能量就会在体内以脂肪形式保存，即增加体重。久而久之，一定引起发胖。反之，若进食量不足，劳动或运动量（消耗）过大，则可能引起疲乏，身体活力下降，表现为体重下降，人变得消瘦，所以需要保持摄入量与消耗量之间的平衡。

按照年龄段来控制饮食总量，在 25 岁以前，只要体重在正常范围，可以适

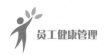

当放宽，可按中国居民膳食宝塔标准的90%计算自己的摄入总量。因为这时候，你处于发育长身体阶段，整个生理功能偏于旺盛，且以合成为主，但仍不可过量。25岁到40岁左右，虽然这时候承担了社会重任，但你的消耗已经明显减少，代谢上"合成"与"分解"处于平衡状态，这时候，建议按中国居民膳食宝塔标准的70%~80%。40岁以上，需努力控制饮食，以保持体重正常，应按照中国居民膳食宝塔的60%~70%计算摄入总量。60岁以上，每餐吃个半饱，即按照中国居民膳食宝塔的50%~60%计算摄入总量。

（六）多补钙

钙是人体不可缺少的矿物质。人每日钙摄入量应在800mg以上，而我国实际人均日摄入量仅为400mg，大多数人的一生是在缺钙的状态下度过。缺钙很容易导致骨质疏松、冠心病、高血压等疾病。

要补钙首先从饮食方面着手。奶制品是至今为止已知的含钙最丰富的食品。每100g牛奶中钙含量为120mg，同量的羊奶中钙含量可高达140mg。每100g全脂奶粉中钙含量为979mg，脱脂奶粉中竟高达1300mg。其他含钙的食物还有虾、蟹、鱼肉、海带、紫菜、芝麻酱、西瓜子、南瓜子、豆制品等。蔬菜中的深色蔬菜一般都含有丰富的钙质，只有菠菜除外，因为菠菜所含的草酸会影响钙的吸收。

（七）膳食清淡少盐

清淡膳食指不要太油腻，不要太咸，不要包含过多的动物性食物和油炸、烟熏食物。动物性食物与油炸食物含油脂很高，食盐中的钠含量很高，它们的过多摄入都不利健康，所以油腻或太咸的食物应尽量避免。

食盐中钠的摄入量越高，高血压发病率越高，所以不宜摄入过多。世界卫生组织建议每人每日食盐量不超过6克为宜。专家称，有近50%的中老年人，每天盐的摄入量超过了世界卫生组织提出的6克的临界值。

吃油多可导致血液中的胆固醇和甘油三酯过多。这些过多胆固醇和甘油三酯会附着沉积在血管上，造成动脉硬化，最终还会形成血栓，引发心脏病或脑中风。吃进胃里的油脂过多，胆汁也会相应增加分泌。当高脂肪、低纤维的食物进入结肠后，结肠中的一些有害菌可将其中的胆汁分解转化为某种致癌物，从而增加患结肠癌的可能。

所以，平时的饮食中一定要注意，不要吃的太咸或过于油腻，应该选择清淡饮食。

（八）尽量不饮酒

酒含热量高，不含其他营养素。酒精对人体会产生有害的作用，严重的会引起酒精中毒。酒精会对人们食道和胃肠道黏膜产生强烈刺激，不仅容易引起胃溃疡，而且易引起食道癌、肠癌和肝癌等疾病的发生。

对于烹饪方式的选择，原则上，过水（如蒸、煮、炖、熬、焯）的比过油（炸、烤、爆）的要好。过水的通常是低温的，过油的基本是高温的。烹饪加热过程中，低温的要比高温的好。另外，冰箱不是保险箱，许多食物原料不宜久藏，特别是动物类食物，久藏易变质，不能再食用。

四、中国居民膳食指南

膳食指南是根据营养学原则，结合国情制定的，是教育人民群众采用平衡膳食，以摄取合理营养促进健康的指导性意见。世界上许多国家均根据自己的国情制定膳食指南，其基本要点是保证食物多样化和平衡膳食，避免摄入过多能量、脂肪和盐等，引导居民进行合理的食物消费。

针对我国居民目前存在的营养问题，2016 年我国颁布了《中国居民膳食指南》。一般人群的膳食指南包括以下 6 条：①食物多样，谷类为主；②吃动平衡，健康体重；③多吃蔬果、奶类、大豆；④适量吃鱼、禽、蛋、瘦肉；⑤少盐少油，控糖限酒；⑥杜绝浪费，新兴食尚。

为了帮助人们在日常生活中实践《中国居民膳食指南》（2016）的一般人群膳食指南的主要内容，中国营养学会专家委员会绘制了中国居民平衡膳食宝塔，对合理调配平衡膳食进行具体指导，直观地告诉居民每日应摄入的食物种类、合理数量及适宜的身体活动量和饮水量，以便为居民合理调配膳食提供可操作性的指导，如图 4-1 所示。

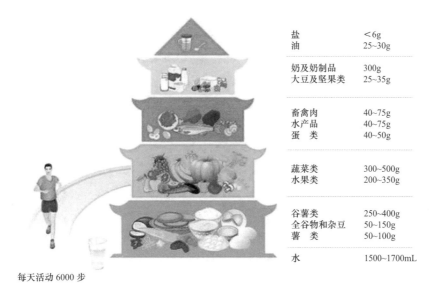

盐	<6g
油	25~30g
奶及奶制品	300g
大豆及坚果类	25~35g
畜禽肉	40~75g
水产品	40~75g
蛋　类	40~50g
蔬菜类	300~500g
水果类	200~350g
谷薯类	250~400g
全谷物和杂豆	50~150g
薯　类	50~100g
水	1500~1700mL

每天活动 6000 步

图 4-1　中国居民平衡膳食宝塔

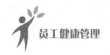

膳食宝塔共分五层，包含每天应摄入的主要食物种类。膳食宝塔利用各层位置和面积的不同反映了各类食物在膳食中的地位和应占的比重：

（1）谷薯类食物位居底层，每天摄入谷薯类食物 250~400g，其中全谷物和杂豆类 50~150g，薯类 50~100g。谷类食物是人体最经济、最重要的能量来源。全谷物、薯类和杂豆的血糖生成指数远低于精制米面。全谷物可降低糖尿病、肥胖、心血管疾病和结肠癌的发生风险，增加薯类的摄入可改善便秘。

（2）蔬菜类和水果类居第二层。蔬菜水果是平衡膳食的主要组成部分。应保证餐餐有蔬菜，每天至少 300~500g，深色蔬菜应占 1/2；天天吃水果，保证每天摄入 200~350g 新鲜水果，果汁不能代替鲜果。蔬菜水果提供丰富的微量营养素、膳食纤维和植物化学物。

（3）畜禽肉、水产品、蛋类等动物性食物位于第三层，每天分别应摄入 40~75g、40~75g 和 40~50g；鱼、禽、蛋和瘦肉可提供人体所需要的优质蛋白质、维生素 A、维生素 B 族等，有些也含有较高的脂肪和胆固醇。鱼和禽类脂肪含量相对较低，鱼类含有较多的不饱和脂肪酸；蛋类各种营养成分齐全；吃畜肉应选择瘦肉，瘦肉脂肪含量较低。过多食用烟熏和腌制肉类可增加肿瘤的发生风险，应当少吃。

（4）奶及奶制品、大豆及坚果类合居第四层，每天应吃相当于液体奶 300g 的奶类及奶制品和 25~35g 的大豆及坚果类。奶类提供优质蛋白质、维生素 B_2 和钙。牛奶中蛋白质含量平均为 3%，其必需氨基酸比例符合人体需要，属于优质蛋白质，其脂肪含量约为 3%~4%。

（5）第五层塔顶是烹调油和食盐，推荐成人每天食盐不超过 6g，每天烹调油 25~30g。成人每天摄入糖不超过 50g，最好控制在约 25g 以下。

2016 版膳食宝塔增加了饮水和身体活动的量，强调足量饮水和增加身体活动的重要性。水是膳食的重要组成部分，是一切生命必需的物质，其需要量主要受年龄、环境温度、身体活动等因素影响。在温和气候条件下生活的轻身体活动成年人每日至少饮水 1500~1700ml（约 7~8 杯）；在高温或强体力劳动条件下应适当增加。饮水不足或过多都会对人体健康带来危害。饮水应少量多次，要主动，不应感到口渴时再喝水。

目前我国大多数成年人身体活动不足或缺乏体育锻炼，应改变久坐少动的不良生活方式，养成天天运动的习惯，坚持每天多做一些消耗体力的活动。建议成年人每天进行累计相当于步行 6000 步以上的身体活动，如果身体条件允许，最好每天进行 30min 中等强度的身体运动。

要做到平衡膳食，就必须根据营养学原则合理选择和搭配各种食物。合理营养是健康的物质基础，而平衡膳食是合理营养的根本途径。根据《中国居民膳食指南》（2016）的内容并参照膳食宝塔来安排日常饮食和身体活动是通往健康的正确路。

膳食宝塔建议的各类食物摄入量是一个平均值。每日膳食中应尽量包含膳食宝塔中的各类食物，但没有必要每日都严格照着膳食宝塔建议的各类食物的量吃，重要的是一定要遵循膳食宝塔各层中各类食物的大致比例。每天的膳食应包括谷薯类、蔬菜水果类、畜禽肉蛋奶蛋，大豆坚果类等食物。每天摄取 12 种以上食物，每周 25 种以上。在一段时间内，比如一周，各类食物摄入量的平均值应当符合膳食宝塔的建议量。

我国幅员辽阔，各地的饮食习惯及物产不尽相同，只有因地制宜充分利用当地资源才能有效地应用膳食宝塔。例如牧区可适当提高奶类摄入量；渔区可适当提高鱼及其他水产品摄入量；农村山区则可利用山羊奶以及花生、瓜子、核桃等资源。在某些情况下，由于地域、经济或物产所限无法采用同类互换时，也可以暂用豆类代替乳类、肉类；或用蛋类代替鱼、肉；不得已时也可用花生、瓜子、核桃等坚果代替大豆或肉、鱼、奶等动物性食物。薯类含有丰富的淀粉、膳食纤维以及多种维生素和矿物质。谷类包括米、面、杂粮；薯类包括马铃薯、甘薯、木薯等。主要提供碳水化合物、蛋白质、膳食纤维及 B 族维生素。

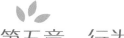

第五章 行为习惯与健康管理

不良生活方式包括静坐少动、抽烟酗酒、饮食无节制、忽视劳逸结合和生活压力大等，这些不良生活方式在日积月累中不断损害着我们的健康，导致了多种疾病的发生。良好的生活方式是预防这些慢性病的唯一出路。国内外大量流行病学研究一再表明：健康生活方式能够使慢性病发病率降低 50%，健康寿命延长 10 年，大大改善生活质量，明显提高幸福快乐指数。

第一节 养成良好生活方式的意义

一、改善生活方式，掌握健康主动权

世界卫生组织将"生活方式病"列为 21 世纪人类健康的头号杀手。所谓生活方式病，是指由不良生活习惯导致的疾病，包括癌症、高血压、高脂血症、冠心病、脑卒中、糖尿病、肥胖病、脂肪肝等几乎所有的慢性病。

癌症是由社会竞争加剧、心理压力增大、环境污染日益恶化等因素诱发。人体在精神压抑、免疫功能下降时，肿瘤细胞容易出现恶性增长、转移和扩散。据临床观察，90% 以上的癌症患者都经受过精神创伤、不良情绪及不良生活方式带来的困扰。《新英格兰医学杂志》文章称：癌症新疗法的研究成果令人失望，最有前途的抗癌方法是全民预防。

心脑血管病是由于过多脂肪长期积聚在血液中，沉积在血管壁上，造成血管狭窄、血流不畅，导致心脏或大脑缺血、缺氧而无法正常跳动，进而出现心绞痛、心律失常、心梗、心力衰竭、猝死等问题。心脑血管病的发生与不良生活方式有很大关系，90% 的心脑血管病患者都存在不良情绪和不良的生活习惯。

对于糖尿病，只要饮食适度，确保胰岛素的正常分泌与活性，再加上适当的运动、乐观的心情，就能够充分利用血液中的糖分，这样就可以延缓病情的发展，减少各种并发症甚至痊愈。

二、杜绝损害健康的十种生活方式

损害健康的十种生活方式包括：

（1）极度缺乏体育锻炼。这极易造成疲劳、昏眩等现象，引发肥胖和心脑血管疾病。

（2）有病不求医。据调查，职场上有将近一半的人，生病靠自行买药解决，有 1/3 的人则根本不理会小毛病。上班族的疾病被拖延，错过了最佳的治疗时间，一些小毛病被药物表面缓解作用掩盖，积累成大病。

（3）缺乏体检意识。很多人觉得无病体检完全没有必要，体检意识很弱，有的甚至从来都不体检，因而对自己的健康状况一无所知，也很少关注，以至于一些疾病很严重了才被发现。比如肺结核，患病期间基本没有任何异样，一旦出现咳嗽等症状通常是后期，这些疾病而靠体检就能及早发现。

（4）不吃早餐。随着生活节奏加快，不吃早餐或者胡乱塞几口成为普遍现象。

（5）缺少交流。有超过 41% 的办公室人群很少和家人交流，即使家人主动关心，32% 的人也常抱以应付的态度。在缺乏交流、疏导和宣泄的情况下，办公室人群的精神压力与日俱增，心理负担过重，以至于身体健康受到严重影响。

（6）长时间处在空调环境中。超过七成的人一年四季除了外出办事外，剩余的时间几乎都窝在空调房中。"温室人"的自身机体调节和抗病能力下降，使疾病更容易发生。

（7）久坐不动。久坐不利于血液循环，会引发新陈代谢失调和心血管疾病，保持一种姿势久坐是引发颈椎病、肩周炎、坐骨神经痛的主要原因。世界卫生组织曾指出，全球每年有 200 多万人因久坐而死亡。所以长期伏案工作或学习的人，最好每 30min 到 1h 就起来运动 5~10min。可通过耸肩、掰手、握拳、转体、抬臂、伸腰等动作缓解手腕酸痛、腰酸背痛等症状。

（8）不能保证睡眠时间。很多人爱熬夜，经常不能保证 8h 睡眠时间，甚至经常失眠。熬夜和睡眠时间过少，对身体会造成极为严重的伤害，久而久之，必然引起疾病，危害健康。熬夜后应多喝白开水，但不宜饮用咖啡或浓茶，因为咖啡或浓茶会引起失眠，也会消耗体内 B 族维生素，缺乏 B 族维生素的人容易疲劳，如果常饮咖啡或浓茶可能会形成恶性循环。

（9）面对电脑过久。很多人每天使用电脑的时间超过 8h，过度使用和依赖电脑，除了遭受辐射外，还会引起眼病、腰颈椎病等。

（10）三餐饮食无规律。

每个人都应杜绝这十种不良生活方式，注重自身健康。

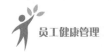

三、养成健康行为生活习惯

生命至上，健康第一，好习惯带来好身体，因此应尽早摒弃不良行为习惯，培养健康好习惯。

1. 随时随地多运动

许多研究都指出，每天运动 30min 就可以预防心脏病、糖尿病、骨质疏松、肥胖、忧郁症等；运动可以让人感到快乐，增强自信心。如果很久没有运动，建议从最简单的走路开始，每天快走 20~30min，持续一段时间就能获得健康收益。

2. 保证充足的睡眠

研究显示，好的睡眠很重要，因此应保证充足的睡眠。

3. 随身带水随时喝

身体需要很多水分，中度缺水就会使身体机能下降，导致健康受损。

4. 少食多餐

如果习惯一日三餐，那么餐间可能会吃点儿小零食。高糖高脂肪的垃圾食品会损害健康，健康的小零食会让你一天精力充沛。

5. 早餐一定要吃

早餐是一天三餐中最重要的一顿。健康的早餐应该包括足够的碳水化合物、蛋白质和一点脂肪。

6. 早晚都要动动筋骨

大部分人是在办公室工作，肌肉很紧张。要想保证身体机能好，像一台上了油的机器一样正常运转，就要每天早晚动动筋骨。

7. 多吃水果

根据调查，多吃水果可以减少患癌症与心脏病的风险。建议把水果放在容易看到、随手就可以拿到的地方，提醒自己多吃水果，也可以把水果切丁，当作点心，代替那些会令人发胖的零食。

8. 精心护理牙齿

不是越使劲越能把牙齿刷干净，相反，过度用力会磨损牙釉质，引起牙周疾病。最好改用软毛、牙刷头小的牙刷，以减少对牙龈的损害。

9. 再忙也要和家人聊聊天

每个人都需要打开心扉、分享心事，不管再忙，每天也要和家人聊聊天。

10. 常做体检

预防胜于治疗，了解身体健康状况，并及早预防，可避免疾病。

另外，慢下生活的脚步、多交朋友、保持好心态、培养业余爱好、种花种草等，都有利于健康。平常也应当多注意养成促进健康的好习惯，这样才能更好地工作，更好地生活。

第二节　吸烟的危害

我国是世界上最大的烟草生产国和消费国，也是受烟草危害最严重的国家之一，全国吸烟人数超过 3 亿，15 岁以上的人群吸烟率为 28.1%，有 7.4 亿非吸烟人群遭受二手烟的危害，烟草带来了沉重的疾病负担，每年死于与吸烟相关疾病的人数达到 138 万，约 10 万人死于二手烟导致的相关疾病。

2013 年 9 月 12 日，世界卫生组织烟草和健康合作中心发布信息指出：现在吸烟者中将来会有一半因吸烟而提早死亡，吸烟者的平均寿命比不吸烟者缩短至少 10 年。

一、吸烟的危害

香烟中的添加物达 500 多种，在香烟的烟雾中包含的化学成分高达 5068 种，其中 69 种为已知的致癌物，对人体危害最大的是尼古丁、一氧化碳、氮氧化物、焦油和各种自由基等。这些有害物质对人体黏膜、血管、细胞及各个组织器官均可造成损害，可造成 40 多种致命疾病。一支烟所含的尼古丁就足以杀死一只小白鼠。香烟烟雾中的一氧化碳同血红蛋白的结合能力比氧大 240~300 倍，严重地削弱了红细胞的携氧能力，使血液凝结加快，容易引起心肌梗塞、中风、心肌缺血等心血管疾病。长期吸烟不仅对身体造成损害，如引起慢性支气管炎、肺气肿、肺炎、心脏病、高血压、肺癌、胃癌、口腔癌、喉癌等，还会伤害到其他机体系统，如消化系统，甚至生殖系统等。目前，以吸烟为明确危险因子的消化系统癌症主要包括胃癌、食道癌、膜腺癌和肝癌、胆道癌、结肠癌，膀胱癌也与吸烟密切相关。据报道：吸烟者肺癌发病率比不吸烟者高 10~20 倍，喉癌发病率高 6~10 倍，冠心病发病率高 2~3 倍。由吸烟导致的脑出血增加 3 倍，循环系统发病率高 3 倍，气管类发病率高 2~8 倍。

据国家卫生和计划生育委员会提供的第三次全国人口死因调查数据显示，肺癌死亡率在过去的 30 年增加了 465%，造成这一悲剧的主要元凶就是吸烟。烟草成分及燃烧的烟雾中有苯并吡、砷、亚硝胺和一氧化碳等多种致癌和促癌物质。香烟中还含有大量放射物质，如每天抽烟 30 支，相当于正常人一年中肺部受到 300 次 X 线胸透的放射剂量。

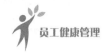

员工健康管理

吸烟的危害主要包括：

（1）吸烟者最易患肺癌。每天抽一盒甚至更多烟的人相对于不抽烟的人，男性患肺癌死亡的概率要高 33 倍，女性高 27 倍，而心血管疾病则无论男女都要高出 4 倍。对于那些每天抽烟仅在 4 根以内的人，他们患心血管疾病死亡的概率要比从不抽烟的人高出 3 倍。

（2）吸烟者易患胃癌。饭后吸烟随着胃肠蠕动的加强增加烟雾的吸收量，因而导致胃癌危险性就更大。据研究，吸烟者胃癌的发病率较不吸烟者高 1.5 倍，美国和欧洲食管癌病人中 80%~90% 的人有吸烟史。

（3）吸烟者易患糖尿病。在对 35~45 岁的男性患者的研究中发现，每天吸烟超过 30 支罹患糖尿病的可能性比不吸烟者大 4 倍，每天吸烟在 20~30 支的人患糖尿病的可能性比不吸烟者大 3 倍，每天吸烟在 20 支以下的患糖尿病的可能性比不吸烟者高出了 88%。

（4）吸烟增加心率失常。吸烟会增加一种常见的心率失常—心房颤动的危险。研究人员发现，现行吸烟者与从不吸烟的人相比罹患心脏颤动的风险要高出 2 倍。

（5）吸烟增大动脉硬化风险。当全身血管大范围出现硬化表现时，血管弹性下降，血压自然上升，当血压处于峰值时，高血压患者出现急性脑出血等心脑血管急性事件的风险就会上升。

（6）吸烟伤胃。在尼古丁的作用下，胃的进口变得松弛，有腐蚀性的胆汁反流到胃里，抑制合成对胃黏膜有修复作用的前列腺素，并促进胃酸分泌，在胃黏膜屏障破坏的基础上直接腐蚀胃黏膜，所以吸烟多的人极易患胃炎。

（7）对心脑血管系统的影响。吸烟者与不吸烟者相比较，冠心病发病率高 3.5 倍，心肌梗塞发病率高 2~6 倍，若同时患有高血压及血脂异常，则冠心病发病率增加 9~12 倍。因为吸烟损伤血管内皮细胞，促使血小板聚集，还可使心肌等组织缺氧，血黏度增加，血管痉挛、狭窄，血液内胆固醇增高而高密度脂蛋白反而降低，因此吸烟还易引起脑血管梗塞致缺血性中风。

2009 年 8 月 7 日，健康研究中心发布的《中国控烟观察》报告指出：目前我国吸烟人数仍然超过 3 亿，每年死于吸烟相关疾病者达 100 万人；遭受被动吸烟危害的人数高达 5.4 亿，其中 15 岁以下青少年儿童有 1.8 亿。如果目前状况不加改善，到 2025 年我国每年死于吸烟相关疾病者将达 200 万人。

二、为什么不易戒烟

香烟是当今世界危害健康的几大杀手之一。但是烟民的数量不断上升，人们在知道它的危险性之后，还是忍不住想要抽烟。因为烟草中的尼古丁是一种与海洛因和可卡因有同等作用的成瘾药物。烟草使使用者对尼古丁产生依赖，它能使心脏跳得更快，血压升高，降低食欲，尼古丁还有提升和放松精神的作用，所以戒烟很困难。烟可以暂时不抽，但心瘾难戒，看到别人抽，自己也想抽。因此，戒烟就会反反复复。

人类被烟瘾控制深层的原因是多巴胺（一种脑内分泌物，它主要负责大脑的情欲、感觉，将兴奋及开心的信息传递，也与上瘾有关。吸烟和吸毒都可以增加多巴胺的分泌，使上瘾者感到开心及兴奋）。在人们感受到爱情时、享受美食时、吞云吐雾时，脑丘开始释放多巴胺，人就会感受到愉悦。因此，如果要从医学上解释人从抽烟到享受的整个过程，大概就是：吸烟→尼古丁被吸入肺部→随着血液循环进入大脑→大脑受到刺激开始分泌多巴胺→感到愉悦。久而久之，人开始对吸烟这个行为形成了条件反射，因为直觉告诉我们，吸烟可以使人们感受到快乐。自此，这种生理需求就转变成了心理需求。

戒烟难度在于：①烦躁不安、无所事事等一系列戒烟引起的不良症状，使戒烟者无法忍受，所以戒烟后容易复吸；②由于养成习惯，如在思考问题或工作告一段落时，抽支烟可缓解紧张；与朋友生意场上洽谈生意时互相递烟可以表达愉快的心情；与人谈话发生矛盾时，抽烟可缓解僵硬气氛……一旦戒烟，就会导致情绪不安，工作精神不集中；③手和嘴唇的接触习惯和需要，会使戒烟者难以忍受。

但香烟成瘾不像吸毒那样严重，吸烟者只要有决心，有坚强的意志，可以成功戒烟，无任何副作用。戒烟时必须严格控制外界的诱惑，亲朋好友再递好烟，也要婉言拒绝，这是戒烟成功的关键。

三、戒烟的好处

据科研人员多年的实验发现，戒烟后，体内器官会发生一系列有益的变化：

第一阶段：48h 内，神经末梢功能逐渐开始恢复，嗅觉和味觉对外界物质敏感性增强。

第二阶段：72h 内，支气管不再痉挛，呼吸大为舒畅，肺活量增加。

第三阶段：2 周至 1 个月，血液循环稳定，走路稳而轻，肺功能改善 30%。

第四阶段：1~9 个月，咳嗽、鼻窦充血、疲劳、气短等症状减轻；气管和支气管的黏膜上出现新的纤毛，处理黏液的功能增强；痰减少，肺部较干净，感染机会减少；身体的能量储备提高；体重增加 2~3kg。

第五阶段：1 年内，冠状动脉硬化危险下降。

第六阶段：5 年内，与一般吸烟者（每天一包）的肺癌死亡率 1.37% 相比，

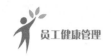

戒烟者肺癌死亡率降至 0.72%，甚至近于不吸烟者的死亡率；口腔、呼吸道、食管癌发生率降至吸烟者发病率的一半；心肌梗塞的发病率几乎降至不吸烟者的水平。

第七阶段：10 年内，癌前细胞被健康的细胞代替，肺癌的发生率降至不吸烟者的水平；口腔、呼吸道、食管、胱、肾脏、胰腺的癌症发病率明显下降。

第八阶段：15 年内，冠状动脉硬化的危险与不吸烟者相同。

因此，任何时间戒烟都不算迟，而且最好在出现严重健康损害之前戒烟。当前影响戒烟的因素很多，有不少人认为，国家每年从烟草获得巨额税收，对国家有利。其实并非如此，世界卫生组织在 2002 年报告的一组数据指出：当年，某国从烟草厂家的直接税收为 49 亿美元，但同年因吸烟而造成的直接经济损失达 78 亿美元，还不包括许多由吸烟而带来的环境与卫生方面的经济损失。

第三节　静坐少动的危害性

生命在于运动。运动是人类身体健康的重要原因之一。

一、静坐少动的代价

随着科技的发展，农业和工业劳动逐渐减少，汽车等大量节省体力的设备出现，特别是网络、家庭电脑、高清电视、智能手机的普及，人们长久地处于静坐少动的状态，并为此付出健康的代价：

（1）久坐损心。久坐不动，血液循环减缓，日久则会使心脏功能衰退，引起心肌萎缩。尤其是患有动脉硬化等症的中老年人，久坐、血液循环迟缓容易诱发心肌梗死和引起脑血栓形成。

（2）久坐伤肉。久坐不动、气血不畅、缺少运动会使肌肉松弛，弹性降低，轻则出现下肢浮肿，倦怠乏力，重则会使肌肉僵硬，疼痛麻木，引发肌肉萎缩。

（3）损筋伤骨。久坐时颈肩腰背持续保持固定姿势，椎间盘和棘间韧带长时间处于紧张僵持状态，会导致颈肩腰背僵硬、酸胀、疼痛或俯仰转身困难，特别是坐姿不当（如脊椎持续向前弯曲）还易引发驼背和骨质增生。

（4）久坐还会使骨盆和骶骨关节长时间负重，影响腹部和下股血液循环，从而诱发便秘、痔疮，下肢麻木，引发下肢静脉曲张等症状。

（5）久坐伤胃。久坐缺乏全身运动，会使胃肠蠕动减弱，消化液分泌减少，时间久了就会出现食欲不振、消化不良以及脘腹饱胀等症状。

（6）伤神损脑。久坐不动，血液循环减缓，则会导致大脑供血不足，伤神损脑，导致精神压抑，表现为体倦神疲，精神枯萎，哈欠连天。若突然站起，还会出现头晕眼花等症状。久坐思虑耗血伤阴，会导致老年人记忆力下降，注意力不集中。若阴虚心火内生，还会引发五心烦热，以及牙痛、咽干、耳鸣、便秘等症。

凡工作需要久坐的人，不但要保持正确的坐姿，而且一次最好不要连续超过1h，工作中每隔 1h 最少应进行 10min 的工作操，或伸伸懒腰，或自由走动，以舒展四肢，缓解疲劳。

二、运动即药物

美国运动医学学会开展的"运动即药物"项目中，研究人员整理研究了过去10 年间接受美国政府给出的运动建议的人们的健康状况：每周做 150min 的中等强度有氧运动，比如快走、舞蹈或者园艺，抑或是 75min 更为剧烈的运动，比如骑车、跑步或者游泳。该项目的研究结果表明，每周中等强度的锻炼可以减少40% 由心脏病导致的早亡，效果跟服用他汀类药物大致相同。

运动能够促进血液循环，清除血管壁上的脂肪沉积，扩张小血管，从而预防心脏病和卒中。2012 年 4 月，中国台湾的温启邦发布了一项针对 43 万台湾成年人的研究结果，该研究表明运动能够使心脏病风险减少 30%~50%。

2012 年 2 月发布的一项研究揭示了运动可以改变血液中一种名为三酰甘油的脂肪微粒的结构，让酶在它们堵塞血管前更容易将其破坏掉。

"运动即药物"项目最惊人的发现是：每周中等强度的运动量能够使患 2 型糖尿病的概率降低 58%，预防效果是广泛用于糖尿病的药物二甲双胍的两倍。此外，该项目的研究结果表明，遵照美国政府推荐的每周运动量，能够让女性罹患乳腺癌的风险减少一半，也能让患肠癌的风险降低大概 60%。这跟每天服用低剂量的阿司匹林所产生的预防效果相当。

北卡罗来纳大学教堂山分校的劳伦·麦卡洛说"运动降低了体重，而体重是已知的更年期罹患乳腺癌的风险因素。"她还认为，减少脂肪在体内的囤积可以减少细胞暴露于循环激素、生长因子和炎症物质的风险，"这些物质都已经被证明会增加患乳腺癌的风险。"

西雅图弗莱德·哈钦森癌症研究中心的安妮·麦克蒂尔南的研究中，200 名健康的志愿者的活检结果表明，跟运动者相比，不运动的人有更多结肠隐窝异常的迹象（结肠隐窝是结肠内壁的凹陷处，它是吸收水分和养分的）。不运动的志愿者的隐窝里分裂细胞的数量增加，这些细胞还会爬到隐窝内壁高处，在那里它们有可能发展成癌前息肉。

得克萨斯大学达拉斯西南医学中心的贝丝·莱文在其近期的一个研究中发现，

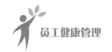

运动刺激细胞寻求额外的能量来燃烧掉不需要的垃圾，包括那些可能引发癌症的错误的或者突变的 DNA。此外，莱文发现脑细胞也有同样的机制，表明运动可能有助于预防痴呆和神经退行性疾病。

上面的研究结果表明，没有任何行为能像运动一样给人体健康带来那么多的好处。运动确实是最好的"药"，是"万能药"，而且这种药是可以免费得到的。

三、运动能防病，也能治病

在现代社会里，许多人因为工作忙或省事，事事都请人做，自己少了许多运动和劳动。这样做表面上看生活变舒适了，质量提高了，实际不然，近 50 年的研究证明运动或劳动是预防疾病的苦口良药。

哈佛大学早在 50 年前的研究就发现，橄榄球运动员死于心脏病的很少。20 世纪 50 年代末的一项研究对比了伦敦开二层公交车的司机和车上售票员的心脏病发生率，发现尽管工作的环境近似，整天走来走去的售票员得心脏病的概率比司机少了 54%。不约而同，另一研究也发现四处奔波的邮递员心脏病发生率也比在终日坐在邮局工作的人低。

研究显示，运动能抑制血栓，增加心肌血液供应，使心脏运作自如，所以经常运动的人患心脏病的概率极低。心血管疾病包括高血压、卒中、心肌梗死、肺栓塞等疾病，已经成为全球第一大死因，严重威胁着我们的健康。那么如何预防这些病呢？只有运动。在猴子身上的研究充分说明了这一点。猴子和人一样，肠肥脑满的饮食会使它们的血胆固醇扶摇直上，甚而达到惊人的 600mg/dL（正常人低于 200mg/dL），血管梗死也接踵而至。但只要训练它们运动，不但远离了心血管病，而且血管畅通，心脏也处于极佳状态。

心脏病有许多危险因素，比如高血脂、高血压、吸烟、炎症等，但有运动健身习惯的人即使有诸多危险因素，死于心脏病的概率也比没有任何危险因素却不运动的人低，可见运动能一定程度上消除饮食、缺乏运动等因素带来的健康伤害。

血压被称为"沉默的杀手"，因为它没有独特的症状，常需要测量血压才会发现。虽然运动时血压会短暂升高，但若能坚持运动，则常起到降压的目的。例如，有一项研究让 105 名高血压患者每天跑 3km，结果三个月内他们的舒张压平均下降 10mmHg 收缩压则下降约 20mmHg，这样的效果是许多药物都无法媲美的。

那么，是不是一定要高强度的训练才有效呢？答案是否定的。一分运动，一分受益。就算是洗碗、扫地、步行买菜，都能起到很好的作用。美国一项极有名的妇女研究意外发现：哪怕只是动一动，患心脏病的概率能够降低 30%。成天坐着不动的人患心脏病的概率最高。

运动对疾病的预防不仅局限于心脏。运动能瘦身，防治糖尿病、忧郁症、关节炎，乃至一系列的癌症如，结肠癌、乳腺癌、子宫癌、卵巢癌等。

四、运动是最好的投资

投资健康是世上最有价值的投资。但人们在年轻时很少去运动反而会透支健康去换取金钱、地位和荣誉。"四十岁之前拿健康换钱，四十岁之后拿钱换健康"，但是很多时候钱是买不来健康的。

许多年轻人喜欢打游戏、聊天、看电影，对于体育锻炼却不感兴趣，由于通宵上网导致猝死的新闻时常见诸报端；也有许多成功人士，将所有的时间精力投入到事业上，不关注自身健康，导致英年早逝。"病来如山倒，病去如抽丝"，身体一旦垮掉，纵有万贯家财，也难以买回健康。

花一点时间去运动来投资健康相当于给银行存钱。美国人70%的钱用来保健，30%的钱用来医疗，他们对于健康的投入，使他们免于高昂医疗费用。多给自己一点时间，投入在身体保健上，可以提高身体素质，有更好的体魄去迎接工作中的挑战；可以减少目前乃至将来在医疗上的支出。从这个意义上来说，投资健康、积极健身恰恰是最好的理财项目。

五、选择适合自己的运动

生命在于运动，只有按照科学规律去运动，才能达到健身的目的。

锻炼身体的第一步是先了解个体适合的锻炼方式。先比较各种锻炼方式的特点，各种锻炼方式的频率、强度、时间是多少，然后确定哪种锻炼方式你会比较感兴趣。带治疗性质的锻炼方法能治疗某种身体疾病；消遣性质的锻炼可以是增氧锻炼和非增氧性锻炼，也可以是一些增强技能的锻炼。

常见的运动方法有以下几种：

（1）散步，是日常生活中最简单又易行的方法，运动量不大，但健身效果却很明显，而且不受年龄、体质、性别、场地等条件限制。人常说："饭后百步走，能活九十九""百练不如一走"，足以说明散步在保健中的作用。古今中外的一些长寿老人，都把散步作为延年益寿的手段。散步的关键不在于形式，而在于能否持之以恒。

（2）冬泳，可以降低体温，延年益寿。早在新中国成立初就有冬泳活动，但是作为群众性的运动是从20世纪80年代兴起的。

（3）简化太极六段拳，太极拳巧妙地融合了气功与拳术的长处，动静结合，在全身运动的基础上，尤侧重腰脊及下肢的锻炼。它运动量适中，老少皆宜。既

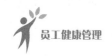

适用于强健者增强体质，又适用于多病者康复锻炼，尤其适用于中老年人强身抗衰，故称为中老年人运动的"黄金项目"。许多研究报告表明，长期进行太极拳锻炼，不仅对骨关节、肌肉、神经、血管等运动系统有益，对内脏，尤其是心血管系统也有良好的影响。

每个人的实际情况不同，在自己身体条件允许的情况下，可以选择适合自己的运动项目。选择一项运动项目，关键是要能够持之以恒，坚持下去就会见到效果，不仅培养了自己的身体素质，还培养了自己的意志和毅力。如果一个人一直坚持一项运动项目，就有可能成为这一方面的强手和高手，也可能因此而获得比赛或荣誉。

第四节　过量饮酒的危害性

一、过量饮酒的危害

过量饮酒伤肝、伤脑、伤心，损伤各脏器，对人体的危害极大。

酒精进入体内主要经肝脏分解代谢，酒精对肝细胞有毒性作用，使肝细胞对脂肪酸的分解和代谢发生障碍。故饮酒越多肝内脂肪酸越容易堆积，易导致酒精性脂肪肝。常饮酒的人，脂肪肝的患病率为30%~50%；如果健康人每日饮酒含乙醇100~200g，连续10~12天就可导致脂肪肝。持续饮酒，每天超过80~100克的人，酒精性脂肪肝的发生率上升5~25倍。肥胖者50%肝内有脂肪浸润，是因为脂肪组织增加，游离脂肪酸释出增多。由于肥胖者常伴有高胰岛素血症，促进了肝脏内脂肪酸合成，加上饮酒，导致肝脏脂肪酸蓄积，超过了肝脏的处理能力，最终就会转化为中性脂肪，沉积在肝细胞内，形成脂肪肝。长期过量饮酒（包括啤酒、红酒）会引起脂肪肝。

世界卫生组织专家发表报告指出"有人说一天喝一杯啤酒，不需要去看医生，这句话是完全错误的，是没有任何科学根据的，它的目的是商业利益。"饮酒后约80%的乙醇被迅速吸收，其中90%在人体的"化学工厂"肝脏内进行代谢转化。肝脏内的化学反应过程是：肝细胞把乙醇分解为有毒性的乙醛，再转化为无毒性的乙酸，最终代谢为二氧化碳和水。喝酒过量，肝脏的解毒功能便力不从心。嗜酒者往往出现面颊通红、双目充血、喜怒无常、恶心呕吐，这就是乙醛产生了肝脏毒性，作用于神经系统的结果。

长期过量饮酒还可以引起精神、心理与生殖系统疾病，导致眼球震颤、外直肌麻痹、共济失调、记忆力丧失、时空定向力障碍、周围神经麻痹。一般损害表

116

现为：情绪不稳定、人格改变，与心理有关的器官产生功能障碍，如性功能障碍等；生殖系统疾病方面男性表现为性功能低下、睾丸萎缩、睾酮水平下降、精子生成受损、促性腺激素分泌低下；女性主要表现为孕妇饮酒所生的孩子易患"胎儿酒精综合征"，因为酒精可通过胎盘屏障、毒害胎儿，影响胎儿正常发育，造成流产、死产、早产或畸形。

酒精有活化致癌物的作用，抑制人体免疫功能、伤害肝脏。饮酒首侵口腔、消化道门户。饮酒与口腔、食管癌、咽喉癌和结肠癌的发病相关，与胃癌和肝癌的发生也关系密切。每日乙醇摄入量超过 120g 者，喉癌危险比不饮酒者高 5 倍。与不饮酒者相比，每日摄入乙醇超过 30~50g 者结肠癌、直肠癌的危险性高 2 倍。乙醇可以改变肝功能，从而影响雌激素和脂肪代谢，影响肝功能对致癌物和促癌物的清除，增加这些物质对乳腺组织的破坏作用。饮酒后，乙醇会改变身体里的遗传物质，影响蛋白质和脂肪的正常功能，影响营养的代谢吸收，影响激素水平，从而引发癌变。

李时珍在《本草纲目》里写道"过饮败胃、伤胆，丧心、损寿，甚至黑肠腐胃而死。"孙思邈在他的《千金方》里也告诫嗜酒者"久饮酒者，溃髓蒸筋，伤神损寿。"

世界卫生组织统计，有 60 种疾病都和饮酒有关，酒精引起的疾病发病率和死亡率均高于烟草。美国研究发现，长期酗酒，全身器官都跟着遭殃：从肝脏、肠胃、胰腺、大脑、心脏、骨骼、耳朵和眼睛，都会受到不同程度的损伤。

酒精会使人体的神经系统从兴奋到高度抑制，严重时还会破坏神经系统的正常功能。啤酒的酒精浓度虽然较白酒低，但进入胃后，可使胃壁减少分泌前列腺素，造成胃黏膜充血和水肿，出现食欲减退、上腹胀满。

过量摄入酒精易出现急性酒精中毒，造成大脑皮层或大脑中枢抑制，严重者会昏迷甚至死亡。长期慢性酒精中毒更易引起食管胃壁损坏、骨质疏松等。

饮酒伤肾：酒精进入人体后，会抑制抗利尿激素的产生。身体缺乏该激素后，会抑制肾脏对水分的重新吸收。所以，饮酒者小便多，身体水分大量流失后，体液中的电解质平衡被打破，恶心、眩晕、头痛症状相继出现。如果已经患了肾病，又无限制地大量喝酒，会使尿酸沉积，导致肾小管阻塞，造成肾脏衰竭。

饮酒伤胃：酒精能使胃黏膜分泌过量的胃酸。大量饮酒后，胃黏膜上皮细胞受损，诱发黏膜水肿、出血，甚至溃疡、糜烂，严重时会出现胃出血。

饮酒伤肝：短时间内摄入大量酒精会造成急性酒精中毒，长期如此，容易诱发酒精性脂肪肝、肝炎，甚至是肝硬化。

饮酒伤心脏，可诱发心肌炎。酗酒的人的心肌细胞会发生肿胀、坏死等一系

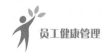

列炎症反应。在酒精的作用下，心率加快，心脏耗氧量剧增，心肌因疲劳而受损，导致酒精性心肌病。

饮酒伤骨：①导致机体脂肪代谢紊乱，从而影响骨骼、肌肉等系统的生长、降低骨密度；②会引发凝血功能障碍；③酒精中含有的乙醇会伤害骨骼中的成骨细胞，引发骨科疾病，其主要表现为骨质疏松提早 5~10 年，酗酒是股骨头坏死的首因，会诱发痛风、关节受损；④妨碍十二指肠内的钙代谢，尿中排出的钙和磷酸盐均增加，加速体内钙质的流失，引起骨质疏松症，是发生骨折的主因。

饮酒可诱发急性胰腺炎：酒精刺激胃壁细胞分泌盐酸，使得胰腺分泌亢进。

过量饮酒加速记忆衰退：中年人过量饮酒会加速记忆力衰退和认知能力减退，整体智力水平下降速度要比正常水平快 6 年。

饮酒伤脑：酒精依赖实质上是一个慢性自杀过程，很多人从 20 多岁开始形成饮酒习惯，越喝越多，大量饮酒严重损害肝脏、消化系统及整体健康，不仅导致大脑的生理基础发生改变，寿命也大大缩短。

美国罗格斯大学的研究人员发现饮酒或可导致成人脑细胞的再生量减少 40% 左右，那些管理大脑健康的神经细胞因为酒精的作用而被抑制再生。据研究，饮酒 6min 后，脑细胞开始受到破坏。长期酗酒的人，记忆力会越来越差，酗酒还会增加老年痴呆和帕金森氏综合征的风险。英国皇家自由医院最新研究发现，戒酒一个月就能促进受损肝脏的恢复，还能降低血压和胆固醇水平，罹患癌症和糖尿病的风险也会降低，身体的恢复会立竿见影。

二、饮酒要适量

对于有饮酒习惯的成年人，应该把饮酒量控制到"适量"；如果本身没有饮酒习惯的，那么不要为了"可能对身体有益"而去开始饮酒或喝过量的酒。

"适量饮酒"的"适量"若以酒精计，男性一天的饮酒量不超过高度白酒 50ml，红酒、黄酒 250ml；啤酒 750ml；女性一天摄入酒精不超过高度白酒 30ml，红酒、黄酒 150ml，啤酒 450ml。控制在这个量以下，就能够有效预防高血压、中风和心脏病患的发生、发展，也不会损害健康。适量酒精的作用，能使人精神状态、体力有所提升，行为更加敏捷。

三、饮酒的注意事项

空腹饮酒危害大。

对 1 万多名饮酒者的调查显示有空腹饮酒习惯的人死亡率远远高于其他饮酒人群。这因为空腹饮酒后，酒精会直接刺激胃肠道，破坏胃黏膜，影响胃酸的分泌，影响胃肠道的正常运作，严重的甚至可能诱发胃溃疡等肠胃疾病。空腹饮酒会导致酒精中毒。通常人在空腹饮酒后 90min 内就会有 80% 的酒精被吸收，从而迅速影响体内的其他器官，诸如大脑、心脏、肝脏、肾脏等，造成酒精中毒和巨大的代谢负担，久而久之，必然会诱发心脏病、高血压等疾病。

饮酒时，应注意以下几点：

（1）饮酒前，先护胃。可先吃一点下酒菜，在胃里形成保护膜，或是先吃点含淀粉或纤维的食物，比如馒头、燕麦粥等。谷类食物中的淀粉能减少酒精的吸收；纤维则可吸收水分和酒精。最好的下酒菜是动物肝脏，动物肝脏里含有丰富的维生素 B、维生素 C、矿物质和蛋白质，这些物质能分解酒精。还应多吃豆类食品、鱼肉、绿色和黄色蔬菜。如果酒桌上有水果，就多吃含维生素 C 和维生素 B 的水果，这些水果也有解酒功效。

（2）喝白酒应多喝白开水，可加速酒精代谢；喝啤酒时，要勤上厕所；喝烈酒时，要加点冰块。喝酒不宜过快过猛，应该让身体有充分时间分解乙醇。

（3）酒后保健有良方。酒后头晕，可以喝西红柿汁；酒后反胃、恶心，吃葡萄；酒后头痛，喝蜂蜜水，蜂蜜还有催眠作用，能使人很快入睡，第二天起床后不头痛；酒后心悸、胸闷，吃香蕉。

（4）酒后不洗澡。酒后洗澡，体内的葡萄糖会消耗掉，容易引起低血糖。酒精还会抑制肝脏的正常活动，阻碍体内葡萄糖的恢复；酒后洗澡容易酒精中毒；高血压、心血管疾病患者酒后洗澡容易中风。

（5）不宜立即饮茶。喝进胃的酒，要经过肝脏代谢变成乙醇，酒后立即饮茶，乙醇会从肾脏排出，伤害肾脏。

（6）高血压、心脑血管疾病患者、肝功能不佳或肝病患者禁喝白酒。

（7）心情不佳时要慎饮。

（8）饮白酒前不能服用各类镇静药、降糖药、抗生素和抗结核药，否则会引起头痛、呕吐、腹泻、低血糖反应，甚至导致死亡。

（9）酒量先天定，千万练不得。现代医学研究证明，酒量大小主要由遗传因素决定，不是后天能练出来的。

（10）混合饮酒危害大。大量研究显示饮混合酒（同时饮白酒、红酒、啤酒）患肝癌的风险是饮单一酒的 6~10 倍。以白酒和啤酒为例，如果放在一起喝，由于啤酒中含有二氧化碳和许多水分，可促进白酒中高浓度的酒精在全身渗透，更易对脑、肝、肾、胃造成中毒。两者混合饮用使醉感提前到来，更容易引起头昏、恶心、呕吐。

不同度数、不同香型的白酒同样不宜混着喝。原料不同的酒同喝，容易让人

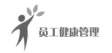

醉得快，而且更容易伤害肝脏细胞，损害肝脏代谢功能。

无论是什么酒，其所含的酒精对人体各个器官都有毒害作用。任何一种酒都可以检测出某种有益的成分，但其量在酒的总量中都是微小的，即使是葡萄酒中所含的白藜芦醇也是如此。有关研究表明，酒中任何一种有益物质，都没有发现其能抑制酒精的毒性，也就是说，酒中任何一种有益物质都不能抵消与掩盖酒精对人体器官的毒害作用。

第六章　心理平衡、科学睡眠与健康管理

所谓"心理"是指人的头脑反映客观现实的过程：①指人的情绪、意识、思维、观念、知识等心理状态的总称；②泛指人的思想、情感等的内心活动。所谓平衡就是一定要把握好自己的情绪不要过度、过激。一个人拥有什么样的人生，取决于他拥有怎样的心态。

"会休息才会工作"。我国古代医家有言"药补不如食补，食补不如睡补。"人的一生近1/3或更多时间在睡眠中度过，缺乏高质量的睡眠会使身体容易生病。充足的睡眠可使人精力充沛、精神焕发，是有效的康复技巧，能够中止许多初发疾病。因此，改善睡眠质量应该成为提高机体康复能力和健康水平的一项重要措施。

第一节　心理平衡，把握健康的金钥匙

著名健康教育家洪昭光指出"心理平衡的作用超过一切保健作用的总和。你可以别的都不注意，你只要注意心理平衡，就掌握了健康金钥匙。"保持心理平衡是对健康的最好投资，有了心理平衡，才有生理平衡；有了生理平衡，人体的神经系统、内分泌系统、免疫功能、各器官代谢功能才能达到最佳的协调状态，减少甚至消除疾病的发生。人生成功的最重要因素就是健康的心态。

一、心理平衡的概述

心理平衡是一种心理状态，也是一种调节过程；是健康的基石，也是一种健康的生活方式。现代社会生活节奏过快，竞争日益激烈，工作压力过大，由于天灾人祸、社会问题、生活事件等无法逃避的现实和个体认知偏差、错误比较、适应不良的主观因素，使许多人陷入心理失衡的沼泽。心理平衡是一种动态过程，只要辩证看待问题，变换思维角度，培养乐观心态，提高承受能力，应用防御机制，放慢生活节奏，即可恢复失衡的天平，提高生活品位和质量，增加人的主观幸福感。

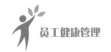

心理平衡是指一种良好的心理状态，这种状态下人能够恰当地评价现实，坦然应对生活中的压力，有效率地工作、学习和生活，对家庭和社会有所贡献。心理平衡包含两层含义：①人内心世界的和谐、宁静、相对稳定的状态，表现为心境平和，情绪稳定，适应力强，自控力强，态度乐观，遇事从容，不急不躁，意志坚定；②人们用升华、幽默、合理化等手段来调节对某一事物成败得失认识的过程。事物是客观的，但对事物的认识却是主观的，变换看待事物的视角也即调整了平衡的支点，使失衡的心态重新找到平衡。心理学研究证明，人的心理活动虽然千差万别、复杂多变，但有一点是大致相同的，那就是人要在心理上最大限度地追求平衡。心理是否平衡，直接关系到人的精神状态。心理平衡了，心情才会舒畅，工作满意度才会提高，生活幸福感才会增加。

面对现实生活中主观与客观不吻合、现实与理想有距离等等情形，人们的心理有时会失衡。表面上看，这些都是由外界因素引起的，而实际上，它们都是由心理性质决定的。古人云："知止而后有定，定而后能静，静而后能安，安而后能虑，虑而后能得。"心理平衡的过程就是"虑而得"的过程。心理平衡是自我保护的一种需要，也是社会稳定的需要。在心理不平衡中，往往凝集着变化、变革的力量，人们在调节的过程中变得成熟，心理健康需要的，就是动态的、发展的、充满活力的平衡与不平衡的统一。

二、心理平衡健康的标准

心理健康的标准问题是一直受到人们关注的问题，许多专家对此都有过研究和论述：

（1）1946年第三届国际心理卫生大会曾把心理健康的标准拟定为：①身体、智力、情绪十分调和；②适应环境，人际关系中彼此能谦让；③有幸福感；④在工作和生活中，能充分发挥自己的能力，过有效率的生活。

（2）临床心理学家在上述标准基础上提出了心理平衡健康新的10项标准：①认知正确，对客观事物能辨别真伪、美丑、好坏等，遇到麻烦不怨天尤人，能正确对待；②意志正常，做事有明确的目的性、果断、坚毅。凡符合行为目的的事就去做，不符合行为目的的事就不做；③心理与行为协调，其内心的认识和情感与外在的言行一致；④生活有目标，且所定目标切合实际；⑤个性完整和谐，个性中的能力、兴趣、性格与气质等各种心理特征和谐而统一；⑥有限度地发挥自己的才能与兴趣爱好；⑦能正确认识自己、正确对待他人，能处理好家庭、社会间的关系；⑧具有一定的学习能力；⑨能保持良好的心态，情绪稳定，能适度表达和控制自己的情绪；⑩心理年龄与年代年龄、生理年龄同步。

这 10 项标准是在个人基本需要得到一定程度的满足后，能保持心理上的平衡，且不妨碍他人利益，有正向积极的人生态度，且与自然和谐相处的心理健康标准。心理学家认为，如果一个人能达到以上标准，即可判定为拥有良好的心理平衡素质，能很好地调整自己的行为、适应环境。

（3）世界卫生组织的心理平衡健康标准：①智力正常；②善于协调和控制情绪；③具有较强的意志和品质；④人际关系和谐；⑤能动地适应和改善现实环境；⑥保持人格的完善和健康；⑦心理行为符合年龄特征。

（4）我国多数学者采用的心理健康标准：①智力正常，一般智商在 80 分以上；②情绪健康，其标志是情绪稳定和心情愉快；③意志健全，在各种活动中都有自觉的目的性，能适时地做出决定并运用切实有效的方法解决所遇到的问题；④人格完整，指有健全统一的人格，即个人的所想、所说、所做协调一致；⑤自我评价正确；⑥人际关系和谐；⑦社会适应正常；⑧心理行为符合年龄特征。

值得注意的是，心理健康标准是相对的，除了上述标准可能还有更多的标准。因此，在判定一个人的心理是否健康时，应正确理解和运用心理健康标准，客观、实际地进行心理健康评价。最好由专业心理医师来诊断，一般人切莫凭主观臆断来猜测，更不可随意给人加上"心理不健康"的帽子，以免带来负面影响。

三、影响心理平衡的因素

心理平衡或失衡是由于个体需要能否获得满足而形成的一种宽慰或紧张的情绪状态。它受多种因素的影响。

（一）需要的迫切感和动机的强烈程度

人的一生就是不断产生需要，满足需要，再产生新的需要的一个生命过程。需要越迫切，动机就会越强烈。对于个体来讲，越高强烈度的动机受到阻碍，其所感受到的失衡程度就越强烈，对于可有可无的需要，动机自然就不会过于强烈，这种动机受到阻碍时，只会体验到失落感，而且这种失落感容易被克服、被转移或被别的动机的满足所替代。比如住房面积小的人、初婚的人，心理易于失衡，前者由于其基本的生活设施得不到满足，对住房可能有更为迫切的强烈的需要动机，后者可能对幸福和美满婚姻的需要更为强烈。

（二）自我期望值和个人抱负水平

对于任何事物，自我期望值与实现值都可能有一定的差距。如果一个人对事物的期望要求不是从客观现实出发，而只考虑个人主观愿望，就可能因欲望不当，使自我期望值与实现值人为地拉大差距，从而导致心理失衡。抱负水平是指一个人对自己所要达到的目标规定的标准，抱负水平高的人由于目标不易达到，要比

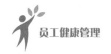

抱负水平低的人更容易体验到心理失衡感。因此,个体应根据自身的实际情况确定抱负水平,如果自我估计太高,超过了个人的实际能力,个体处于超负荷状态,就可能体验到心有余而力不足的烦恼和失衡感;相反,能力很强而抱负水平较低的人,也会由于经常处于低负荷状态,而产生空虚、苦闷、无聊和不满足感,从而陷入另一种特殊的心理失衡状态。

(三)归因方式

指人对某种行为的原因进行解释和预测的方式,若归结出一种与事实不符的主观原因即称之为归因不当。任何挫折的产生都有外在的客观原因和内在的主观原因,在分析受挫的原因时,如能尊重客观事实,就能正确对待挫折,总结经验教训,有助于以后的行动。如果只凭自己的主观认识,就可能产生不恰当的情绪反应以致心理失衡。归因方式与人的认知能力有关,而人的认知能力很大程度上受制于个体文化水平。一般认为低文化水平的人认知能力偏低,而低认知能力的人容易做出不当归因。

(四)公平体验

日常生活中,待遇不公正、分配不公正的现象经常出现,当人们发现受到不公正对待时产生了苦恼和不安的情绪反应,会有失衡感。一般来讲,一个人的投入与收获同条件基本相同的人相比,相差无几,心理是平衡的,但如果发现相差太大,对自己不公正时,就可能产生不平衡感甚至不满心理,强烈的情绪受挫必然会影响其工作热情和工作效率。

四、保持心理平衡的条件

我们正处于一个竞争日趋激烈的时代,人们的心理承受了更多的负荷。如何调整心理状态以适应新的形势和新的环境,成为近年来社会各界关注的重要课题。保持良好的心理状态是顺应社会、奋发向上、积极进取、使事业成功的基础,而不良心理状态会使人迷失方向,落伍掉队,甚至被社会淘汰。因此,任何时期、任何情况下,人们都应学会正确地调节心理、情绪,使之处于平衡状态。

(一)树立正确的挫折观

挫折观是人们对挫折的认识和评价。人在遭受挫折之后,是否会产生强烈的失衡感和情绪反应,能否经得起挫折的打击和压力,不仅在于挫折本身的性质和程度,更取决于人们对于挫折的认知和评价。对挫折的认知不同,同样的挫折情境,不同的人就可能产生完全不同的反应。因此,调整人们的认识过程,尤其是调整人们的认知结构,树立正确的挫折观,对于人们适应新形势、增加对挫折的适应能力和耐受能力、消除挫折的不良影响和保持心理平衡有着重要作用。

（二）树立正确的人生观和价值观

人生观是一个人对人生的根本看法。价值观是人们用来区分好坏标准并指导行为的心理倾向系统。人生观和价值观直接影响着一个人的心理和行为，为人们认为正当的行为提供充分的理由，它浸透于整个个性中并支配着人的行为、态度、观点、信念和理想。正确的人生观和价值观能够使人把握自己的心理活动，从而对周围事物有适度反应，能够使人在激烈的社会竞争中摆正方向，始终保持积极、乐观和向上的生活态度。只有树立正确的人生观和价值观，才能使人自觉地培养高尚的道德情感，锻炼坚强的意志品质，确立正确的思想、兴趣与信念，才能使人心胸开阔、豁达大度，正确对待他人，正确评价自己，经得起社会大潮中各种利益得失的冲击，经得起各种困难和挫折的考验，从而不断保持自我的心理平衡状态。

（三）保持良好的情绪

情绪是人对待认知内容所抱态度的一种主观体验。需要是情绪产生的重要基础。需要是否获得满足，情绪具有肯定或否定的性质。心理失衡正是由于个体需要未能得到满足产生负性情绪造成的。事物是否符合于个体的需要有赖于认知的评估作用。同一事物，由于人们认知上的差异，对它的评估可能不同。若把它判断为符合于自己的需要，就产生肯定情绪，反之，就产生否定情绪。情绪总是伴随一定的认知过程而产生，因此，它是可以调节的。提高人们的认识水平和认知能力，养成调节情绪的好习惯，掌握调节情绪的有效方法，经常保持乐观开朗，进取惬意的情绪，对于保持心理平衡尤为重要。

（四）养成健康的个性

健康的个性，以内部心理机制来说，是一种和谐发展的个性；从外部活动效能来说，是一种富有高度效能的具有创造力的个性。人在主动地与环境取得平衡的同时，其心理活动与机制也在不断地实现着内部的平衡。健康的个性，就是在体力与智力、知识与道德、性格与才能、理性与直觉、美的体验与美的表现等方面获得高度和谐发展，这种内部的和谐，会使人与环境高度协调与统一。人的内部心理机能获得和谐发展，人在外部活动中就能表现出巨大的创造精神与创造能力，在遇到外部环境挑战时，其聪明才智会迸发出来，即使身处逆境，仍能心态平和。健康的个性，能够使人具有良好的精神面貌，具有充满活力与效能的生理机能，能够高程度地发展自己的智力与才能，把握自己的前途和命运，并且为社会做出卓有成效的贡献。我们在日常生活和工作中，经常可以看到在一些人身上表现出来的优秀个性品质，他们具有崇高的理想，坚强的意志，真诚的爱与奉献精神，能够正确对待权力与金钱、困难与挫折、荣誉与失败，能够使个人的需要与社会利益相一致，在任何情况下都能保持平静、祥和的心态。

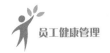

（五）主动与人交往，参加集体活动

心理失衡者多在情绪上有较大困扰，而情绪的困扰又多表现在人际关系上，轻者自己感觉孤独、恐惧、忧虑和抑郁，重者则对他人产生怀疑和敌对心理。这是因为人有交际的需要，与亲属、朋友、同学、同事的交往交流能使人的苦闷得以发泄，紧张情绪得以缓解，不至于使压力更多地指向内心世界而导致心理失衡。经常参加一些集体活动，不但可以改善人际关系，还可以获得学习与发展的机会，有利于心理状态的调节。

总之，在当今新旧体制转型和新旧观念冲突的特定时期，心理平衡与心理失衡成为人们常提的话题和常见的现象。人们在社会交往中，会经常产生各种各样的矛盾、冲突，这都属于正常现象，人的心理活动就是靠解决矛盾而不断向前发展、前进的，而且一旦协调或平衡，又将会产生新的不协调、不平衡。当个人的需要与社会的利益趋于一致时，更有助于保持心理的平衡。

五、如何保持心理平衡

上海中医药大学何裕民教授长期从事亚健康现象研究，积累数万例临床癌症患者的诊疗经验，他认为，在今天的中国城市，人群的健康危害不仅仅来自环境、饮食、生活方式等，更来自精神心理及应对方式等。故安顿好心，需要从释放压力，走出抑郁，稳定情绪，优化个性。

1. 学会主动讲和

学会与自己讲和、学会与他人讲和、学会与生活讲和。"讲和"体现了一种和谐精神，一种讲究适应与调适的生活智慧与境界。善于讲和者，心就容易平静安宁。讲和更涉及与他人的讲和，人的一生，既要学会原谅自己，也要学会原谅他人。善于与他人讲和的人，一般心态更容易平静，也更容易在社会生活中游刃有余，健康、长寿。荀子曾说过："君子贤而能容罢，知而能容愚，博而能容浅，粹而能容杂。"

2. 舍得是美德

东方文化有着深厚的讲究舍与得辩证关系的传统与美德，这不仅仅有助于健康和长寿，更有助于体验生活的真正乐趣，是一种生活智慧。

人生有得就有失，得就是失，失就是得！所以，人生最高的境界应该是无得无失。但人们都是患得患失，未得患失，既得患失，明智的做法是要学会舍得。舍得是一种境界，大弃大得，小弃小得，不弃不得。

3. 换个角度看问题

有个故事很值得与大家分享：一个老太，有两个儿子，一个儿子是卖鞋的，另一个儿子是卖伞的。老太老是患得患失，身体不好。她一看到天阴了，就时时在想：我那个卖鞋子的儿子可怎么办呢？今天生意肯定不好……一看到天晴了，她又在想：我那个卖伞的儿子怎么办？他今天生意肯定不好，日子可怎么过。因此，她天天处在焦虑之中，身体状况越来越差。有人给她推荐了一位智者，智者对她说"其实，你换过来想一下，一看到天晴，就想：我卖鞋的儿子今天生意肯定很好！一看到天阴了，就想：我卖伞的儿子今天生意肯定不错。那你不是天天开心吗？"老太破涕为笑了。

这个世界对大家都是一样的，为什么有的人很快乐，有的人很不快乐呢？有的人一生健康，活到天寿；有的人一直愁眉苦脸，不断被病魔或厄运盯上。也许原因很多，但其中有一个问题很关键，就是用什么眼光、从什么角度去看待这个世界。

4. 半杯水的不同世界

当你面前有半杯水时，你是在想"太好了，我还有半杯水呢！"还是在想"哎，我怎么只有半杯水了？"同样的半杯水，有的人看到的是缺少的那一半；有的人看到的则是拥有的那一半，快乐的关键是要看到拥有的那一半，总想着拥有的那一半。对于人生，只看到缺少的那一半，就是在扼杀快乐，自己折磨自己。能左右个体心情的并不是环境，而是心境。能决定个体是否幸福的不是外界，而是内心。这个世界，就是你眼里的世界，你怎么看世界，世界就是怎么样的。

5. "垃圾车"法则

现实社会中，任何人都可能莫名其妙地被激惹、被冤枉，或者平白无故地受到某种劣性刺激，受到不公待遇，遭遇打击。此时可遵循"垃圾车法则"。

大卫·波莱是美国颇有影响的心理学家。在他的《垃圾车法则》一书中介绍了多年前在纽约坐出租车的经历及受到的启发：出租司机好好开车时，突然横向里冲出一辆车，差点把他们撞了。但对方司机还破口大骂，进行挑衅与示威。出租车司机竟然微微一笑，朝那个家伙挥挥手。于是心理学家忍不住问他"为什么你那么做呢？那个男人疯了，像要杀人一样！"。出租车司机回答道："许多人就像垃圾车，他们装满了垃圾四处奔走，充满懊恼、愤怒、失望的情绪，随着垃圾越堆越高，他们就需要找地儿倾倒，释放出来。如果你给他们机会，他们就会把垃圾一股脑儿倾倒在你身上。所以，有人想要这么做的时候，千万不要收下。只要微笑，挥挥手，祝他们好运，然后，继续走你的路，相信我，这样做你会更快乐。"

这一席话，成为大卫·波莱提出"垃圾车法则"的灵感。"有多少次我收下了别人的垃圾车向我身上倾倒的垃圾？又有多少次我负载着别人的垃圾，又倾倒

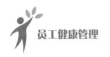

在同事、家人，甚至擦肩而过的陌生人身上？"于是，从那一刻起，他对自己说"我不要别人的垃圾，我也不再到处发泄，乱扔乱倒垃圾。"

6. 换一种方法思考

认识决定态度，态度决定行为。首先，要认识到生活中，不是所有的事都很重要，不是所有的事，都必须认真对待。追求完美的人，会把所有的事都看得很重，都想做好，都一个人扛着，扛到后来，扛不动了，扛出病来了。

所以，心理管理的第一要义是要改变认识和思考：很多事远没有你想象得那么重要，没有比健康更重要的事。这就是认知疗法。放下不重要的事情，解决重要的事情，你的压力就大大减轻，与此同时，把健康放在重要的地位。

7. 学会及时释放压力

释放压力的方法很多，例如对无关紧要的事情，别操心；别轻易否定自己，多自我鼓励；把自己的成功记录在案，不时查阅，以资鼓励；学会静坐，帮助舒缓压力；学会遐想，可短期内缓解紧张；常听轻松愉悦的音乐可令人忘记烦恼；改变呼吸方式，可帮助舒缓紧张；别狼吞虎咽吃饭，徒增紧张情绪；细嚼慢咽则可缓解压力。

8. 善于表达情感

善于表达情感、宣泄郁闷是释放压力、走出抑郁、维护健康心理的重要一环，这对男性显得尤其重要。众所周知，总体上，男性健康状态不如女性，男人患癌及许多常见病的比率比女性高得多。这里有很多因素，其中一个因素是男性较少倾诉。人要学会倾诉，善于及时表达情感，倾诉是释放压力的重要途径。

9. 多交朋友，取得有效的社会支持

人和人的关系决定了个体的价值，也决定了个体的身心健康。朋友，在你困难时随时可以听你倾诉；你相信他可给你帮助，至少可以给你安慰。研究表明，人的一生中，一个可以随时倾诉的朋友也没有，这个人的健康是迟早要出问题的；一个人有 3~4 个可倾诉的朋友，有了问题也容易调整过来；一个人有 6~7 个以上可随时倾诉的朋友，他即使有大问题，一般也能够扛过去。当然，可倾诉的朋友和酒席上的朋友是两回事。所以，一个人的社会支持度越高，患病及心身障碍的概率越低。

10. 培养多种兴趣爱好

琴棋书画等兴趣爱好实际上是一种宣泄途径。兴趣爱好，是支持健康的有效通路。这个通路越多，越容易健康。

11. 读好书

读好书可以养心，这是古今中外公认的。汉代大学问家刘向有句名言"书犹

药也，善读之可以医愚；朱熹则说"学习优化情性"，读一本好书，让人心神宁静如水，视野开阔，益于健康。孔子一生坎坷，颠沛流离，活到73岁，读书是他受益匪浅的养生之道；诗人陆游的切身体会是"病中书卷作良医"。经常读好书，有助于稳定情绪，保持健康。

12. 讲究慢生活

现今许多健康问题，其中一个根源是人人踮起脚尖，拼命在追赶，生活节奏太快，因此，讲究慢生活，应成为健康生活的主流。特别是健康有问题的人，应该减慢节奏，学会做减法。

13. 授人以宽，收获松弛

生活中，许多人往往感到活得很累，大家不理解，不配合，处处不顺心是因为他们活在紧张氛围中。对此，建议学会营造宽松氛围（包括家庭、单位），要善于给别人宽松（包括给子女、家属、同事、部下宽松）氛围，潜移默化地让别人回报你"松弛"。今天的心身健康问题，核心是压力、紧张、挫折。越是人际关系紧张，问题越严重，所以，要从给人营造宽松的氛围做起，营造良好小环境。

14. 多晒太阳

增进健康要多晒太阳，多晒太阳是增进健康、改善睡眠、稳定情绪的好办法，也可以抗抑郁，改善焦虑，增进免疫力等。

15. 适度的户外活动

如今人们脑力劳作越来越多，精神压力越来越重，但和自然界的亲密接触却越来越少。因此要多做适度的户外活动，经常散散步。在户外散步时，人的心情会轻松、阳光，还可帮助人们调节情性，增强体力及免疫力。

第二节　争取优质睡眠

睡眠与健康、工作及学习的关系极为密切，优质的睡眠有利于恢复精力和体力，促进身体健康。人们应该努力掌握睡眠规律，为自己营造一个良好的睡眠环境，选择合适的睡眠姿势和寝具，并采取适当措施纠正各种睡眠障碍，以保证高品质的睡眠。

一、调整好自己的生物钟，掌握睡眠黄金段

要有好的睡眠状态关键是要调整好生物钟。全球大约3%的人属于早睡者，3%的人属于晚睡者，绝大多数人在晚上10：30~11：30入睡。一般来说，睡眠最理

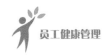

想的时间是晚上 10 时至凌晨 3 时。失眠者是个体的生物钟发生了紊乱。专家认为，治疗失眠最重要的是自我调整，并在此基础上适当用药。要通过调整情绪和生活节奏，增加运动量，改变生活方式，适当缓解学习、生活压力，实现自主调节睡眠，调整好自己的生物钟。

关于各个年龄段的睡眠时间，一般认为，年龄越小睡眠时间越长，次数也越多。婴幼儿、学龄儿童睡眠要保证 8h 以上，年轻人、中年人睡眠时间以 6~8h 为宜，70 岁左右者睡眠时间为 6h，到 80 岁以上，睡眠时间约 5h 即可。有专家认为，睡眠不实，可适当多睡一会儿。熬夜对年轻人不好，对老年人更不好。早起早睡，但上床过早，半夜醒来之后便不容易再睡着，也不宜提倡。

科学研究表明，人的睡眠黄金段在午夜 0~3 时，这个时间如没有特殊情况，应让睡眠得到保证。因为这个时间段，人的生理反应，包括体温、呼吸、脉率以及全身的代谢都降至最低状态，给予身心刺激的肾上腺素及肾上腺皮质激素，其分泌也处于最低值。因此，从神经内分泌的周期来看，午夜 0~3 时是最有效睡眠时间。

二、选择合适的睡眠姿势

在睡眠中，人的睡眠姿势多种多样，基本的姿势包括仰卧、俯卧和侧卧 3 种。据统计，仰卧位为主者约占 60%，侧卧者约占 35%，俯卧者只占 5%。仰卧位有利于全身血液流动，但应注意不要将手放在胸前，以免压迫心、肺而引起噩梦；侧卧位有利于使全身肌肉放松，加快胃肠蠕动，腿会自然弯曲，但要注意枕头不要过低。以往认为以右侧卧位为佳，原因是：①可防止心脏受压，不影响心脏的排血；②有利于胃肠内容物的顺利运行；③可以保证肝的充足供血。左侧卧位则恰恰相反。然而，也有学者认为，左侧卧位和右侧卧位并无显著差别。

俯卧位睡眠的弊病较多，除了肌肉不能放松外，还会对心、肺造成压迫。其实，在人的睡眠中，这几种姿势是交替进行的，大部分时间为侧卧，有时是仰卧，很少采用俯卧的姿势。

总之，选择合适的睡眠姿势，首先应以身体感到舒适，并有助于尽快入睡为佳。

三、选择适宜的寝具

寝具就是睡眠的工具，包括床、枕头、被褥等物品。

（1）枕头：一般认为枕头的高度，必须与人的一侧肩膀的宽度相仿。成年人约为10cm，儿童减半，过高过低都不利于健康。正常人的颈椎骨具有向前微凸的生理性弯曲，枕头必须适合颈椎的弯曲度，才能使颈部肌肉松弛，肺部呼吸通畅，脑部血液供应正常，保证睡眠具有充分的舒适感。枕头过低，可能导致颈椎前凸变直，肌肉紧张，麻木疼痛，睡不安宁。枕头过高，可能影响呼吸，造成鼾声；"落枕"则通常是由于不用枕头或使用不当所导致。

一般建议用硬枕头，硬枕头与颈部接触发生的按压相当于按摩或针灸。枕头也要随着季节的变换而变换，夏天宜用散热较快的枕头。近年来，有人提倡用药枕，认为枕头中的药物容易渗入头部穴位而起到防病治病的作用，这种说法其实古已有之。我国明代大医学家李时珍在《本草纲目》中记载"苦荞皮、黑豆皮、决明子、菊花同做枕，至老明目。"因此在生活中也可酌情选用。

（2）床：睡木板床可以保持脊椎基本上处于正常生理状态。脊柱是人体的主干，如果长期睡松软的床，脊柱周围的韧带和椎间各关节的负荷增加，生理弧度加大，久而久之，将会引起腰背肌劳损而发生疼痛，或使原有劳损的症状加重。老年人多有脊椎退行性变，因此老年人睡软床更是弊多利少。木板床也不是越硬越好，硬床上最好铺上薄的软垫，有舒适保健之功效。有专家认为，席梦思床、钢丝床、松弛的棕绷床都不是理想的选择。

四、养成良好的就寝习惯

（1）睡前洗足。睡前一盆汤是我国传统的保健方法。每晚临睡前洗足、泡足可以促进血液循环，防止腿部供血不足和静脉回流障碍；可以解除疲劳，改善睡眠；可以养心明目，延年益寿。中医讲究"头宜凉、足宜温"，睡前泡足益健康。足部温热，气往下行，血液循环到下肢，有利于头部血压往下舒解，可预防高血压、心脏病和脑卒中。睡前泡足的好处在冬天特别明显。睡前泡足的方法因地制宜、因人而异，既可以用一定温度的热水泡至转凉，也可以边泡边加热水，泡至双足泛红且流汗为好，时间以20~30min为佳。

（2）睡眠时最好开窗和关灯。睡眠过程中，大脑的生理活动需要大量的氧气，开窗睡可以提供充足的氧气。新鲜空气是一种自然"滋补剂"，提供充分的氧气，促进人体新陈代谢。开窗睡觉，视季节不同宜有所调整。夏天可以完全打开窗户，但夜间最好避免凉风直吹身体；严寒冬季，可开气窗或侧窗，同时盖好被褥，不使冷风直接吹到身上，以免受风。

睡眠时最好关灯。灯光刺激会抑制人体内松果体中一种名叫褪黑素的激素分泌。褪黑素调节人体的昼夜节律，可以抑制人体交感神经的兴奋性，使机体运行速度减缓，血压、核心体温下降，心率减慢，使劳累一天的机体进入睡眠状态，

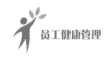

以得到休息、缓冲和恢复。但是，只要人的眼球一遇到光源，褪黑素分泌就会被抑制。因此，专家建议人们避免养成日夜颠倒的睡眠习惯，睡眠时应关灯。

（3）不提倡"储备式睡眠"。生活中，经常会出现这样一种情况，即一段时间很忙，睡眠时间较少，一般称之为"欠觉"，这些人往往采取"补觉"的方法，即等空闲下来以后，采取猛睡的方法，关闭门窗、关闭手机、切断电话、切断联系，进行连续 10 多个小时乃至 20 多个小时的长时间睡眠，比较现代的说法称为"储备式睡眠"，同时把这一族人称为"睡眠骆驼"。偶尔补觉可以起到补充睡眠的作用，但如果长期这样下去，改变睡眠习惯，会破坏人体的生理节奏。长期"欠觉"对身体健康不利，会导致体力透支、免疫力下降，严重的还会引发疾病。

（4）不依赖催眠药。为了对抗失眠，许多人不得不服用催眠药来助眠，结果带来一系列不良反应，一旦产生对催眠药的耐药性，还会给身体健康带来更大的危害。因此，应从生活习惯与心理调节入手，采用自然疗法，真正克服失眠。

（5）晚餐不宜吃得过饱，睡前 4h 内最好不要再吃东西，也不要喝浓茶（水也应少喝）、咖啡、酒，吸烟者睡前减少吸烟。有条件的话，睡前可以在安静的环境中听一些柔和、舒缓、优美的轻音乐。

另外，睡觉时身边不要放各种电子设备，专家指出，各种电子设备，如彩电、冰箱、手机在使用和操作过程中，都有大量不同波长和频率的电磁波释放出来，影响人的神经系统和生理功能；可能的话最好关掉手机，以免午夜或清晨被意外电话干扰而影响睡眠。

五、提高睡眠质量的几种技巧

（1）一周 7 天，在相同时间上床、起床，尽量执行同样的时间表，不要打破规律。

（2）睡前安排 30min 休养生息，准备入睡。不要进行刺激性活动（如工作、清洁、上网、看电视剧、读刺激性读物等），以免刺激肾上腺素分泌。尽量用温水泡足，休闲式阅读，抛开焦虑。

（3）不要被待办事情或焦虑控制。晚间早些时候（比如晚餐后）写下本周（不是当晚）要完成的任务，考虑现实情况，优化先后顺序。在准备入睡时，告诉自己现在一心睡觉，一切都没问题。现在太累了，睡足了明天才有效率。放松了，内心也就安定了。

（4）卧室只为睡觉。将所有可能分散精力的电子产品和小家电放置于卧室之外，保持室内干净、清爽、暗淡。

（5）不要在下午 2 时后喝咖啡、浓茶，至少睡前 3h 内不要运动。注意控制晚餐的饮酒量。睡前吃难以消化的食物会影响入睡，应尽量避免。

（6）可夜间服用 γ - 氨基丁酸（GABA）补充剂，以帮助肌肉放松，并在此恢复元气的时段里，最大限度地自行修复。还可额外补充抗氧化剂和水分，使体内充满较多营养物质，给细胞修复添油加料，以便在睡眠时继续高效运行。

（7）尝试睡前饮用缬草茶或甘菊茶。床边放一袋薰衣草，让香气缭绕枕边，有助睡眠。

（8）深呼吸放松。身体采取仰卧位，闭上双眼，舒展四肢，双手放于体侧，掌心向上，放松肌肉，由头、面开始，逐渐向下，直到趾尖。

第七章 慢性病与身体活动

本章探讨慢性病的防治策略、慢性病患者的干预手段和方法。针对超重或肥胖、高血压、糖尿病、代谢综合征、骨质疏松症患者等特殊人群提供运动处方，介绍实施过程中可能出现的风险及防范措施，保证慢性疾病运动干预的有效性和安全性，为特殊需求的人群在进行长期系统的运动锻炼时做参考。

第一节 慢性病

一、慢性疾病及其危险因素

慢性病全称是慢性非传染性疾病，不是特指某一种疾病，而是对一类起病隐匿，病程长且病情迁延不愈，缺乏确切的传染性生物病因证据，病因复杂，且有些尚未完全被确认的疾病的概括性总称。

慢性病主要指以心脑血管疾病（高血压、冠心病、脑卒中等）、糖尿病、恶性肿瘤、慢性阻塞性肺部疾病（慢性气管炎、肺气肿等）、精神异常和精神病等为代表的一组疾病，具有病程长、病因复杂、健康损害和社会危害严重等特点。慢性病是危害全球人类健康的一类疾病，各个国家都在致力于慢性病的防治研究和治疗，但是无论是国内还是国外，对于慢性病的治疗都没有取得显著效果。从临床效果看，只能是缓解病情或改善症状，很难治愈。

（一）慢性病流行概况

慢性疾病已成为全球公共健康领域的焦点问题，也成为全世界的首要死因。慢性病危害主要是造成脑、心、肾等重要脏器的损害，易造成伤残，影响劳动能力和生活质量。我国在经济快速增长的同时，也迎来了慢性病的高负担期，慢性病发病率迅速上升，并呈现年轻化趋势。目前，全国现有高血压患者2.7亿、脑卒中患者1300万、冠心病患者1100万、糖尿病患者9700万、慢阻肺患者1亿、每年新发癌症病例约380万、癌症发病率平均每年上升3.9%。慢性非传染性疾

病导致的死亡人数占总死亡人数的 88%，导致的疾病负担占疾病总负担的 70%
以上。这些数据表明，虽然我国人民健康水平持续提高，居民主要健康指标总体
优于中高收入国家平均水平，但是依然面临着很多挑战。

（二）慢性病致病因素

现代医学认为，影响健康的主要因素如下：

（1）生活方式：营养、风俗习惯、嗜好（吸烟、饮酒等）、是否有体育锻炼、
精神状态等。

（2）环境因素：除了生物因素，同时有物理、化学、社会、经济、文化等因素，
亦即自然环境、社会环境和心理环境的因素。

（3）遗传因素。

（4）医疗干预：社会医疗卫生设施和制度及其利用。

在慢性病的决定要素中，生活方式约占 60%，环境因素 17%，遗传因素
15%，医疗干预仅占 8% 左右。

除生物医学方法外，还必须注意致病的社会、心理等因素，因为人类本身具
有整体性和社会性的特点，人体处于内环境与外环境各种因素相互联系、相互作
用的生态关系链中。人们对医学与健康的思维日趋全方位和多层次：①慢性非传
染疾病的研究取得了重大进展；②许多慢性非传染性疾病又远远超出控制（尤其
是肿瘤和心血管疾病）。人类的寿命大大延长，相应地人们对生命质量的需求变
高。因此，医学模式由生物医学模式逐渐发展为生物→心理→社会医学的现代医
学模式。

随着医学模式的发展，健康观念也发生了相应的改变，由消极地治疗疾病保
持健康，到积极地预防疾病促进健康，健康的范围由个体健康扩展到群体，健康
的要求由生理健康发展到心理健康，健康的内涵已经逐步由生物健康的领域扩展
到社会健康的领域。

二、慢性病防治策略

根据绝大多数慢性病可以治疗但难以治愈的特性，慢性病防治的目的是在生
命的全程预防和控制慢性病的发生及推迟发病，降低慢性病的患病率及其引起的
早亡及失能，提高病人及伤残者的生活质量。

慢性病往往是一因多果、一果多因、多因多果、互为因果，各种风险因素之
间及与慢性病之间的内在关系已基本明确。慢性疾病的发生、发展一般遵循正常
人→高危人→疾病→并发症的过程。

许多慢性病有共同的风险因素，因此在慢性病的预防过程中，要从单个的疾

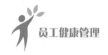

病预防转移到预防影响疾病的风险因素上来。慢性病起源于生命的早期，发病的高峰在中青年时期，而死亡多发生在老年期。因此，慢性病的控制应从小抓起。预防慢性病应从社会、经济、环境全方位着手，以生态学模式及科学的行为为指导，建立以政策和环境改变及人群健康教育为主要策略的综合性行为危险因素干预项目。

（一）疾病的三级预防

疾病，不论其病因是否确定，在不给任何治疗和干预的情况下，从发生、发展到结局的整个过程称为疾病的自然史。疾病的自然史可粗略地分为发病前期、发病期和发病后期3个阶段。

人的健康问题的出现，是一个从接触健康危险因素、机体内部病理变化从小到大，最后导致临床疾病发生和发展的过程。根据疾病发生发展过程以及健康影响因素的特点，把预防策略按等级分类，称为三级预防策略。

第一级预防又称病因预防，是从全球性预防战略和各国政府策略及政策角度考虑，建立和健全社会、经济、文化等方面的措施。第一级预防包括针对健康个体的措施和针对整个公众的社会措施。针对健康个体的措施，如个人的健康教育，注意合理营养和体格锻炼，培养良好的行为与生活方式，消除危险因素，预防疾病，促进健康。针对公众健康所采取的社会和环境措施，如制定和执行各种与健康有关的法律及规章制度，有益于健康的公共政策，利用各种媒体开展公共健康教育，提高公众的健康意识和管理能力。如清洁安全饮用水的提供，针对大气、水源、土壤的环境保护措施，食品安全，公众体育场所的修建，公共场所禁止吸烟等。

第二级预防是指在疾病的临床前期做好早期发现、早期诊断、早期治疗的"三早"预防工作，以控制疾病的发展和恶化。它是发病期所进行的防止或减缓疾病发展的主要措施。早期发现疾病的措施包括普查、筛检、定期健康检查、高危人群重点项目检查以及设立专科门诊。实现"三早"的根本办法是宣传，提高医务人员诊断水平和建立社会性高灵敏而可靠的监测系统。对于某些有可能逆转、停止或延缓发展的疾病，早期检测和预防性体格检查更为重要。对于传染病除了"三早"，还需要做到疫情的早报告、患者的早隔离，即"五早"。

第三级预防是指对已患某些疾病的人，采取及时、有效的治疗措施，防止病情恶化，预防并发症和伤残。对已丧失劳动力或残疾者，通过康复治疗促进其身心方面早日康复，使其恢复劳动力，病而不残或残而不废，保存其创造精神价值和社会劳动价值的能力，使其能参加社会活动并延长寿命。

（二）慢性病的干预流程

对于不良生活习惯、错误的健康观念、慢性病知识淡薄等危险因素，如果不加以控制或调整，将来有可能发展为慢性病。（在中青年员工中存在的慢性病危险因素主要包括吸烟、运动不足或生活方式静态化、不合理膳食、单纯性超重、肥胖、心理压力大等），相应的健康教育及行为干预工作却明显滞后，这潜伏着巨大的慢性病危机。因此应尽早认识到对加强中青年慢性病干预工作的必要性。

1. 信息收集

（1）基本情况：年龄、性别、职业、文化程度、劳动强度等。

（2）风险因素：既往病史、家族病史、生活习惯（吸烟、饮酒）、体育活动、经济状况等。

（3）相关疾病史：心脑血管病、糖尿病、肥胖症、肾脏病、血管疾病等。

（4）基本体检：血压、身高、体重、体重指数（BMI）、腰围。

（5）辅助检查：血糖、血脂、血尿酸等。

2. 确定干预的对象

（1）吸烟、不合理膳食、身体活动不足 3 种行为风险因素。

（2）超重（肥胖）、血压升高、血糖升高和血脂异常 4 种生物学指标异常。

（3）心脑血管疾病、恶性肿瘤、慢性呼吸系统疾病、糖尿病 4 类慢性病。

3. 慢性病的干预手段

（1）健康生活方式行动干预。根据《国务院关于实施健康中国行动的意见》，开展全民健康生活方式行动，充分发挥政府相关部门的作用，营造有利于健康的政策环境、生活环境和工作环境。鼓励相关部门为个人、家庭和集体人群采取健康生活方式提供咨询和有关技术服务。

充分利用电视、广播、报纸、期刊及网络等传媒手段，根据不同人群特点，以群众喜闻乐见和易于接受的方式普及健康生活方式的有关知识。

广泛发动社会参与，鼓励相关企业和团体参与健康生活方式行动，创建健康生活方式示范社区、单位、学校，形成全社会支持、参与健康生活方式行动的环境和氛围。

开发和推广简便易行，适用于个人、家庭和集体单位的支持工具，支持社区、学校、单位和公共场所开展控烟、合理膳食和适当运动等健康生活方式活动。

（2）烟草控制干预。综合性控烟的目标包括降低青少年吸烟率，提高群众不吸烟率，教育学龄儿童认知有关吸烟对健康的影响，宣传吸烟的危害；宣传教育吸烟者戒烟方法及好处，给戒烟者提供支持和帮助，创造无烟的环境。为了实现上述目标，必须有明确的行动：

1）加强政策倡导，促进出台公共场所、工作场所禁烟法律、法规和制度，禁止烟草广告、促销和赞助活动等。

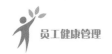

2）采取多种手段，开展系统的烟草危害宣传与健康教育，改变社会敬烟送烟的陋习，提高全社会烟草危害知识水平。

3）开展吸烟人群戒烟指导和干预，重点开展医生培训，加强医生对患者的戒烟教育。

4）指导医院、学校、政府机关、公共场所、社区、家庭创建无烟环境。

5）加强对青少年、妇女、公务员、医生等重点人群的健康教育和管理，重点预防青少年吸第一支烟、医生吸烟和妇女吸烟。

（3）合理膳食干预。世界卫生组织在慢性病控制措施中指出："限制饱和脂肪类及反式脂肪酸、盐和糖的摄入，多吃水果和蔬菜，增加体育锻炼。卫生服务机构应起预防作用，制定食品和农业政策，建立财政支持政策、监督系统，增进对消费者的教育和信息交流，重视规范市场、健康教育和营养标签对人们的健康观念带来的积极作用。"

合理膳食干预包括：

1）倡导合理膳食支持政策。促进营养立法和相关制度的出台，如食品营养标签制度、学生营养午餐制度、餐饮业健康饮食宣传制度等。

2）营造合理膳食支持环境。针对居民膳食高盐高脂等问题，引导企业开发和生产健康食品，推动餐饮行业开发和宣传有利于健康的食谱或工具，针对食品生产、加工、销售、烹饪或就餐等环节，创建示范食堂和示范餐厅，提升家庭健康烹饪技能。

3）加强合理膳食健康教育。通过各种途径或方式宣传合理膳食知识和技能，发放合理膳食支持工具，帮助居民掌握食物中油盐含量识别、烹饪中油盐用量控制方法等技能。针对慢性病患者和高危个体及特殊人群（如孕妇、哺乳期妇女、学生、老年人等）开展膳食指导工作，推广和普及《中国居民膳食指南》。

（4）科学运动干预。静态生活方式是重要的致死风险因素。此外，缺乏运动锻炼还会导致骨质疏松、情绪低落、关节炎等疾病，从而引起生活质量下降、寿命缩短等。科学运动干预包括：

1）政策倡导与环境支持。广泛宣传和推进《全民健身条例》，倡导有关部门建设方便、可及、安全的体育设施，出台有利于步行或骑车出行的交通政策。鼓励和支持企事业单位建立职工参加运动锻炼的制度（如工间操制度）等。在多种场所标识合理的运动方式、运动强度、运动量、运动时间和运动目标，引导社区居民、单位职工和学校学生积极参与运动锻炼。

2）确定促进科学运动锻炼的关键信息，宣传运动锻炼的重要性和对健康的益处，宣传科学运动与安全知识，推广"不拘形式、不拘场所、动则有益、循序渐进、量力而行"的运动锻炼理念，促使居民将健身活动融入家庭生活、出行、休闲和工作。

3）广泛开展有利于科学运动的健康促进活动。例如在学校开展形式多样的体育锻炼活动，在工厂、机关和事业单位推行工间操及经常性的体育运动和竞赛，在社区建设运动锻炼基础设施，组织发动群众广泛参与运动锻炼或竞赛等。

4. 健康中国战略"路线图"

国务院印发了《关于实施健康中国行动的意见》（简称《意见》），明确了健康中国行动的指导思想、基本原则和总体目标，从干预健康影响因素、维护全生命周期健康和防控重大疾病等三方面提出实施控烟、心理健康促进、健康环境促进、中小学生健康促进行动、全面健身、心脑血管疾病防治、癌症防治等 15 项行动。

《意见》提出的总体目标是：到 2022 年，健康促进政策体系基本建立，全民健康素养水平稳步提高，健康生活方式加快推广，重大慢性病发病率上升趋势得到遏制，重点传染病、严重精神障碍、地方病、职业病得到有效防控，致残和死亡风险逐步降低，重点人群健康状况显著改善。到 2030 年，全民健康素养水平大幅提升，健康生活方式基本普及，居民主要健康影响因素得到有效控制，因重大慢性病导致的过早死亡率明显降低，人均健康预期寿命得到较大提高，居民主要健康指标水平进入高收入国家行列，健康公平基本实现。

众所周知，吸烟、酗酒、不合理膳食等不健康生活方式是可以改变的，主要健康危险因素是可防可控的。在《健康中国行动（2019—2030）》中，备受社会关切的重大健康问题都被纳入其中，诸如心理健康、青少年的"小眼镜"、空气污染、慢性病高发等。每项专项行动都有目标、有指标、有路径，不仅有政府的具体任务，还有对社会和公众的健康建议，把健康中国战略和要求融入了人民群众日常生产生活的方方面面。

第二节　特殊人群的运动处方

特殊人群的运动处方有别于一般运动处方，应在了解每种慢病病理学和患者体适能特点以及运动试验的基础上制订和实施，以保证运动处方安全有效。为了获得最大健身效益和避免健身运动中的风险，应该区别不同慢性疾病的临床特征，掌握慢性疾病运动干预的作用和运动前、运动中、运动后疾病状态的评价，掌握运动中疾病的变化，熟悉运动中可能出现的风险及防范措施，保证慢性疾病运动干预的有效性和安全性。表 7-1 是慢性病患者运动处方的注意事项。

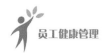

表7-1 慢性病患者运动处方的注意事项

运动模式	任何使用大肌群的体能活动，例如：步行、慢跑、跑步、踏单车、踏步、划艇等
运动强度	低等和中等运动强度，起始强度一般较健康人士的建议强度要低
运动所需时间	通常较健康受试者时间长，每天连续或累计进行 20~60min 运动
运动次数	通常较健康受试者每周运动次数多，以一周最少四天为宜，每天进行运动更佳
运动进度	通常较健康人士缓慢，根据每人的能力、目标与喜好而定，目标之一应该是增加有氧能力及降低最大心肌耗氧的需求
特别考虑	①与健康受试者的建议所考虑的相同（处方的活动须切合个人目标；活动须有趣及易于进行；进度要能对个人能力构成挑战，但同时不会对其造成更大的受伤风险、过度疲劳或肌肉酸痛）。 ②开具运动处方时，应小心评估及考虑所服药物、进餐时间、相关并发症、缺陷、损伤、风险等因素，以及所有可能因运动而恶化，但无明显临床病征的健康问题。 ③留意各种异常症状（如胸痛、头晕、心律不正常等），以便对运动处方作出适当的修正。 ④增加肌肉力量训练能补偿有氧运动之不足，这十分重要。 ⑤体适能水平较低的病人，其运动计划应以较低强度开始。 ⑥运动后数小时可能出现血糖过低的情况

一、超重和肥胖患者运动处方

肥胖是一种疾病，同时更是多种慢性病的危险因素。超重和肥胖与很多慢性疾病有关，包括高血压、冠心病、糖尿病、多种恶性肿瘤、高血脂、肥胖通气综合症（阻塞性睡眠呼吸暂停和呼吸道疾病）及因身体过重而造成骨关节问题等疾病。

超重或肥胖在全球范围内广泛流行，已成为严重的公共卫生问题。近 20 年来，我国超重或肥胖的患病率逐年增长，对我国居民的健康构成重大威胁。《中国居民营养与慢性病状况报告（2015 年）》显示，全国 18 岁及以上成人超重率为 30.1%，肥胖率为 11.9%，比 2002 年上升了 7.3 和 4.8 个百分点；6~17 岁儿童青少年超重率为 9.6%，肥胖率为 6.4%，比 2002 年上升了 5.1 和 4.3 个百分点。因此，对体重的管理应该引起广大居民和健康管理从业人员的高度重视。

体重指数（BMI）是一个获国际公认的评估肥胖程度的方法。计算方法是体重（kg）与身高（m）平方的比值，单位是（kg/m^2）。目前我国成人 BMI 的评估为：$18.5 \leqslant BMI < 24kg/m^2$ 为正常，$24 \leqslant BMI < 28kg/m^2$ 为超重，$BMI \geqslant 28\ kg/m^2$ 为肥胖。腰围则是量度腹部肥胖的方法，即积聚在腰部的脂肪有多少，腰围大表示身体大部分脂肪集中在腰部。男性腰围 $\geqslant 90cm$、女性腰围 $\geqslant 85cm$ 者患高血压的危险为低于此界限者的 3.5 倍，其患糖尿病的危险为低于此界限者的 2.5 倍。

（一）肥胖的分类

根据肥胖的成因，肥胖分为单纯性肥胖、继发性肥胖和药物引起的肥胖三种，其中单纯性肥胖又可分为体质性肥胖和获得性肥胖两种。由先天遗传因素和营养过剩引起的，由婴儿期即开始出现的肥胖，为体质性肥胖。由于营养过剩在成年以后逐渐发生的肥胖，为获得性肥胖。单纯性肥胖为减肥处方的适应症。但是对于体质性肥胖通过饮食控制等方法达到减肥的目的是很艰难的。继发性肥胖是内分泌紊乱、代谢障碍等疾病的症状之一，需要针对疾病进行治疗。药物引起的肥胖指使用肾上腺皮质激素类药物以及其他一些合成类固醇激素引起的身体发胖，这两种均不是减肥运动处方的适应症。

依据脂肪堆积的部位可分为中心型肥胖（或腹型肥胖）和外周型肥胖。

（二）肥胖的健康危害

超重与肥胖对人体生理功能和心理社会适应能力有众多的危害，如由于体重过重导致骨关节损伤、心脏负担增加、免疫和内分泌功能紊乱等。肥胖的身形会引起自卑、抑郁、社会适应能力差、社会接受性低等社会心理问题。超重与肥胖最重要的健康危害在于其增加慢性病风险和造成远期健康危害，可导致严重的健康后果。随着体重指数的增加，风险逐步加大。

（三）超重与肥胖运动处方方案

根据美国运动医学院，肥胖人士应与普通成年人一样采用相同的健康筛查方式。除非病者属高危组别，即患有心血管、新陈代谢或肺部疾病的患者，否则在进行中等剧烈程度运动前，通常无需进行医学检验及测试。运动方案应由低强度运动开始，循序渐进地增加强度。

有氧运动在降体重方面扮演着重要角色，辅以抗阻训练和平衡训练则有助于增加肌肉量及维持平衡减少运动损伤。无论在休息还是运动时，肌肉组织均比脂肪组织燃烧更多能量，因此长远来说有助于保持体重。此外，若控制饮食时辅以抗阻训练，可预防因摄入热量减少导致肌肉量下降量的副作用。超重和肥胖患者运动处方方案见表 7-2。

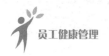

员工健康管理

表 7-2　超重和肥胖患者运动处方方案

基本作用	减少身体脂肪	
运动模式	有氧运动	抗阻训练（辅助）
运动强度	中等（如 40%~60%HRR）	中等
运动所需时间	40~60min（累计时间，如每天运动 2 次，可每次 20~30min）	针对主要肌群的运动，每组动作重复 8~12 次，2~4 组
运动次数	每周 5~7 天	每周 2~3 天
特别考虑	超重和肥胖患者发生肌肉骨骼损伤的风险较高，非负重运动对他们较为合适，不建议体重过重患者进行跳绳、跑步等运动	
	运动锻炼时可能需要对器械进行调整，如将健身单车及划艇机的座位改宽	
运动进度	运动起始时应强调增加运动时间及增加运动频率，而非强度。运动次数受进度、已减体重及病人的身体机能影响	

向肥胖的病人进行辅导，鼓励其做运动时，应注意以下几点：

（1）进行体能活动却不减少热量摄取，在初期通常只能令体重缓慢地减少，应确保病人明白，单靠运动难以令体重即时有显著减少。不过，几乎所有研究都显示，利用饮食及运动的策略减去体重，比单纯用饮食控制减去的体重更多，益处更多，因此应强调将均衡饮食与定期进行运动锻炼结合治疗的重要性。

（2）建议最初的 6 个月内，将减重的目标定为基线体重的 10%，这个减重幅度能显著地减少与肥胖相关的健康风险，增加伴随的健康益处。在这个目标达到并维持了 6 个月后，可考虑进一步的减重计划。由于体重减少后，身体的能量需要也随之减少，因此需要修订饮食及体能活动的目标。

（3）研究显示，安全又健康的减重速度，应为每周减 0.25~0.5kg，每月减 1~2kg。

（4）应该保持足够的运动锻炼，建议每周运动 5~7 天。

（5）辅助的抗阻训练可以避免瘦体重的减少，改善安静时代谢率的下降。同时，抗阻训练能增加超重、肥胖人群的肌肉力量和身体机能。

肥胖患者可以采用运动加控制饮食方法。运动提高基础代谢率，增加能量消耗，适当节食可以减少能量摄取，两者结合控制体重效果会非常明显，同时能提高健康体适能，促进健康。

二、高血压患者运动处方

高血压是最常见的心血管疾病之一，是以体循环动脉压升高为主要临床表现的心血管综合征。我国人群高血压 95% 以上找不到明确引发血压升高的原因，将这种高血压称为原发性高血压。

引发我国居民高血压的最主要的危险因素是高盐饮食、其次还包括超重、肥胖、饮酒等，因此对于高血压患者来说，改变生活方式是控制疾病最主要的手段。改变生活方式的内容包括均衡饮食，降低钠盐摄入，多摄入蔬菜水果，有规律的身体活动，戒烟限酒，保持良好的情绪。目前有许多有效的药物用于高血压病治疗，高血压患者需要规律坚持服药，不可随意停药。

（一）运动处方制定前的运动测试

在测试前，根据高血压患者的血压水平、心血管疾病危险因素、靶器官的损伤情况或临床并发症，将高血压患者分为低危、中危、高危三个层次。根据高血压病患者所在危险分层的不同，推荐的运动测试应有所区别。

（1）高血压病患者在进行运动测试前应先进行医学评估。评估的内容根据运动强度和个体测试的临床状态而不同。

（2）计划进行较大强度运动的高血压病患者应该进行医务监督和个体测试。

（3）无临床症状、危险分层为低危和中危的高血压患者（收缩压<180mmHg，舒张压小于 110mmHg）想要参加低强度或较低强度到中等强度运动，除了常规医疗评估，一般不需要进行症状限制性分级运动测试。

（4）危险分层为高危及以上的高血压患者在参加中等强度运动之前，应进行运动测试，但参加低强度或较低强度活动时则不需要。

（5）尽管需进行正式的评估，但是大部分高血压病患者仍可以进行中等强度的有氧运动。

（6）安静收缩压大于 200mmHg 或舒张压大于 110mmHg 时为运动测试的禁忌证。

（7）如果运动测试是出于非诊断性的目的，患者可以在推荐的时间段服用药物。当测试是出于诊断性目的时，在医生许可的条件下，患者应该在测试前停药。

（8）服用 β 受体阻滞剂的高血压病患者会出现运动心率反应变弱和最大运动能力减弱的反应。服用利尿剂的患者会出现低血钾、心律紊乱或潜在的假阳性测试结果。

（9）运动测试时，如果出现收缩压>250mmHg，舒张压>115mmHg 时，应终止测试。

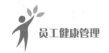

（二）运动处方方案

运动不足、静态的生活方式是高血压病的主要成因之一。有氧运动可以使高血压病患者的安静血压降低 7~10mmHg。中等强度的抗阻训练也可以获得同等效果。柔韧性训练应该放在全面热身后和放松阶段进行。

鉴于高血压病是相当复杂的心血管综合征，可同时出现脂代谢、糖代谢紊乱等多种情况，可造成心、脑、肾等众多器官损害，因此在制定高血压病患者的运动处方时要遵循个性化原则，才能达到有益健康的目的。对高血压病患者推荐的运动处方方案如表 7-3 所示。

表 7-3　高血压病人的运动处方方案

基本作用	降低血压
运动模式	有氧运动为主，抗阻训练仅限于病情较轻患者，推荐所有大肌肉群的中低负荷抗阻力训练
运动强度	中低强度（40%~60%HR_{max}）有氧运动，以 40%~60% 重量为 1-RM 的强度进行抗阻运动。有研究指出，低强度运动比高强度运动更能有效地降低血压
运动时间	每天 30~60min 持续性或间歇性的有氧运动。抗阻训练 2~3 组，每组重复 10~15 次
运动频率	可以每天进行有氧运动，每周进行 2~3 次的抗阻训练

（三）注意事项

（1）严重或不可控制的高血压病患者，只有在被全面健康评估及血压稳定后，才可以进行运动锻炼。

（2）明确诊断的心血管疾病患者，如缺血性心脏疾病、心力衰竭或脑卒中，最好在医务监督下进行较大强度的运动。

（3）如果安静时收缩压＞200mmHg，舒张压＞110mmHg，则不能进行运动锻炼。要谨慎地将运动中的血压维持在收缩压≤220mmHg，舒张压≤105mmHg。

（4）β 受体阻滞剂和利尿剂可能对体温调节功能有负面影响，会导致部分个体出现低血糖症状。在这种情况下，要告知高血压患者热不耐受症和低血糖的症状及体征，并且采取预防措施避免这些情况发生。更多信息可参照糖尿病患者的运动处方。

（5）β 受体阻滞剂，尤其是非选择性 β 受体阻滞剂，可降低高血压患者无心肌缺血情况下次极量强度和极量强度运动的能力，这些个体可以利用自我疲劳感觉来监控运动强度。

（6）降压药，如 α 受体阻滞剂、钙通道阻滞剂及血管扩张剂会引起高血压患者运动后的血压突然降低。在这种情况下要延长整理阶段并密切运动恢复过程。

（7）许多高血压病患者有超重或肥胖问题，针对这些人的运动处方应该强调增加能量消耗和减少能量摄入来使体重下降。

（8）大部分老年人患有高血压。老年人和年轻人一样，运动可引起血压下降，并且下降幅度与年轻人相似。

（9）对于没有健身习惯的高血压患者，体育锻炼强度可以选择在 40%~50% 储备心率（HRR），随着适应能力增强，逐渐调整运动强度，循序渐进。

（10）对于运动中有心肌缺血表现的高血压病患者，在运动中靶心率应该设定在诱发心肌缺血的阈值以下（≥10 次 /min）。

（11）高血压患者在抗阻训练中要避免发力时的屏息动作。

（四）高血压预防和治疗

国际著名疾病预防治疗权威及健康管理专家罗斯·沃克博士在他的《健康的 5 个层次》写道：一旦你开始了抗高血压的药物治疗，可能你的一生都要这么度过了。所以，在你不得不开始接受药物治疗之前，请你努力适应下面这五条准则：

（1）减肥。即便是体重下降 5~10kg，对于血压的降低也有着深远的影响。

（2）体育锻炼。即使体重没有减少，定期的体育锻炼（至少每周 2~3h）对降低血压的效果也几乎等同于一片降压药。

（3）控制盐分。即使控制盐分并没有使血压下降，它也一定会使血压在接下来的人生当中不再上升。它还会使正在服用的药物更加有效。

（4）控制酒精。如果在意自己健康，千万不要纵容自己过量饮酒。

（5）调节压力。

关于药物治疗，如果个体有高血压，应把血压的目标定在 135/85 mmHg 以下的稳定水平，理想的状态是收缩压 110~120 mmHg，舒张压 70~80mmHg。合适的非药物治疗的方法相结合也可以达到这种效果。

三、糖尿病患者运动处方

2017 年发布的 2 型糖尿病防治指南中提到，目前我国成年人糖尿病患病率为 10.4%。糖尿病是由于胰岛素分泌减少或胰岛素功能异常引起的，以血糖升高为特征的一组代谢性疾病。持续升高的血糖水平使患者有不同程度的大血管、微血管和神经系统病变。我国绝大多数糖尿病患者是 2 型糖尿病（占糖尿病总人数的 90%），1 型糖尿占总人数的 5%~10%。因此以下内容主要围绕 2 型糖尿病展开。

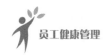

2 型糖尿病患者的运动干预目标是提高心肺功能，改善胰岛素敏感性，控制血糖和体重，保持或增加肌肉体积，控制病情，预防并发症。在没有运动禁忌，即运动能力没有受到特殊限制的情况下，糖尿病患者身体活动的推荐量与普通人相同。日常活动较少或风险较高的患者宜选择适宜强度来制订身体活动目标。总活动量的设定也应以个人病情和体质为基础。

（一）运动处方制定前运动测试

为糖尿病患者制订处方运动前，需了解病人的病史，并应进行全面医学检查和评估，特别是对心血管、神经系统、肾脏和视觉系统进行检查，以确定是否有糖尿病并发症，以达到以下目标：找出病人进行运动时的风险，查验是否存在大型血管及微血管并发症，这些并发症是否会因实施运动计划而恶化。在开具运动处方前，若评估显示以下其中一项情况存在，则应先向专科医生查询有关情况后进行分级运动测试：

（1）年龄大于 40 岁。

（2）年龄大于 30 岁，同时患有 1 型或 2 型糖尿病超过 10 年，或高血压、吸烟、血脂异常、增生性 / 增生前期视网膜病变、肾病（包括微量蛋白尿症）。

（3）出现以下任何情况的人士：①已知或怀疑患有冠状动脉疾病、脑血管病、周边血管疾病；②自主神经病变；③严重的肾病，伴随肾衰竭。

当开始低至中度的运动项目（如加快心率和呼吸的身体活动）时，无临床 CVD 症状和低危险（未来 10 年发生心脏疾病的危险＜10%）的糖尿病人不必做运动测试。有运动心电图异常的患者或是由于患者健康状态差、外周动脉疾病（Peripheral Artery Disease，PAD）、肢体残障和神经疾病等原因不能进行递增运动负荷试验时，应该接受核素负荷试验或者负荷超声心动图检查。

（二）糖尿病运动处方方案

2 型糖尿病人规律运动的作用包括降低血糖提高胰岛素敏感性、降低糖化血红蛋白值、降低胰岛素需要量。1 型、2 型糖尿病人运动的额外作用包括改善 CVD 的危险因素（血脂、血压、体重和功能能力）和身心状态。参加有规律的运动也可以防止高危人群（如糖尿病前期）发展成 2 型糖尿病。糖尿病病人运动处方方案见表 7-4。

表 7-4　糖尿病病人运动处方方案

基本作用	改善对血糖的控制，保持和降低体重，预防微血管并发症
运动模式	强调大肌肉群参与的、有节律的肌肉力量练习，中等运动强度持续性有氧耐力运动

续表

基本作用	改善对血糖的控制，保持和降低体重，预防微血管并发症
运动强度	中等强度（50%~70%HR_{max}）有氧运动，以 60%~80% 重量为 1–RM 强度进行抗阻运动；较大强度可以获得更多效益
运动频率	有氧运动每周至少 3 天，连续间断不超过 2 天。抗阻运动每周至少 2 次。鼓励糖尿病患者从事各种肌肉力量训练。可以从中低负荷开始，每组肌肉练习重复 8~10 次。随着肌肉力量的增强，负荷和重复数可以逐渐增加。练习负荷较大时，同一组肌肉的练习应隔日进行
运动时间	每周累计至少 150min 中等强度运动，有氧运动每次至少 10min，每周累计达到 300min 可以获得更多健康效益。

对于 2 型糖尿病患者来说，不同的运动方式只要能量消耗相等，降低血糖的效果都是一样的，建议运动在餐后 0.5~1h 进行，可有效控制餐后血糖。

由于不同合并症的 2 型糖尿病患者存在的运动风险各有不同，所以运动处方也有差异，如表 7-5 和表 7-6 所示。

表 7-5　糖尿病视网膜病变的活动限制

糖尿病视网膜病变的情况	建议活动	不鼓励进行的运动	重新评估眼部病情的时间
没有糖尿病视网膜病变	视病情而定	视病情而定	12 个月
轻度非增生性糖尿病视网膜病变	视病情而定	视病情而定	6~12 个月
中度非增生性糖尿病视网膜病变	视病情而定	令血压迅速升高的活动，如力量举重、Valsalva 手法	4~6 个月
严重非增生性糖尿病视网膜病变	视病情而定	增加收缩压的活动、Valsalva 手法及主动的撞击式运动，如拳击及高竞技性的体育活动	2~4 个月
增生性糖尿病视网膜病变	游泳、步行、低撞击力有氧运动、踏单车机、耐力锻炼等	剧烈运动、Valsalva 手法、撞击式及冲撞式运动，如举重、高撞击力有氧运动、球类运动及剧烈运动	1~2 个月

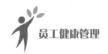

员工健康管理

表 7-6　对患有周边神经病变的糖尿病人之运动建议

不适宜的运动	建议运动
跑步机	游泳
长期跑步	踏单车
慢步跑	划艇手部运动
踏步运动	其他非负重运动

（三）注意事项

糖尿病患者参加运动时要注意以下问题：

（1）血糖大于 16.7mmol/L 应禁止大强度耐力运动。

（2）出现严重或增生性视网膜病变时应避免大强度耐力活动、中高负荷抗阻力运动、冲击用力和暴发用力。

（3）出现血糖控制不稳定、血糖＞ 16.7mmol/L 合并酮症、合并视网膜出血或感染、不稳定心绞痛时应禁止各种运动。

（4）预防低血糖：①运动前的胰岛素应避免注射于运动肌肉，最好选择腹部；②在初次运动和改变运动量时，应监测运动前和运动后数小时的血糖水平，如运动时间长，还应考虑运动中的监测。根据监测的血糖变化和运动量，可酌情减小运动前胰岛素用量或增加碳水化合物摄入量；③运动前血糖水平若小于5.6mmol/L，应进食碳水化合物 20~30g 后运动；④有些病人运动后低血糖的影响可持续48h，必要时应在运动后进行更多的监测。

（5）增加运动量时的进度安排：增加运动量和强度时应合理安排进度，以保证运动安全。对于运动伤害风险低的患者，一般需要 1~2 个月逐步达到目标运动量和强度；风险较高的患者则需要至少 3~6 个月。

（6）运动时的足部保护：出现足部破溃、感染时，应避免下肢运动。除了每天检查足部之外，为避免发生足部皮肤破溃和感染，参加运动前进行足部检查，特别要选择合适的鞋子和柔软的袜子。病情重者建议从事足部无负重运动，如自行车、游泳、上肢锻炼等。

四、代谢综合征患者运动处方

代谢综合征是指人体的蛋白质、脂肪、碳水化合物等物质发生代谢紊乱的病理状态，是一组复杂的代谢紊乱症候群。代谢综合征的中心环节是肥胖和胰岛素抵抗。代谢综合征是糖尿病、心脑血管疾病的危险因素，心血管事件的发生率和死亡风险是正常人群的 2~3 倍。美国健康和营养调查年龄调整的流行病学数据显示，美国 27% 的成年人达到了代谢综合征的标准。美国国家胆固醇教育计划（National Cholesterol Education Program，NCEP）推荐的代谢综合征治疗方法主要有体重控制、体力活动、治疗与 CVD 危险因素有关的疾病（可能包括药物治疗）3 种干预手段。国际糖尿病联盟的主要干预手段包括：①适度限制能量摄入，1 年内减轻 5%~10% 的体重；②适量增加体力活动，每天 30min 中等强度的体力活动；③改变饮食摄入成分，包括调整宏观营养素成分与修正 CVD 危险因素一致。IDF 的其他干预手段还包括与 CVD 危险因素相关的药物治疗。

（一）运动处方制订前运动测试

（1）应基于是否出现血脂异常、高血压和高血糖症为代谢综合征个体确定适宜的危险分层。危险分层可能要求在运动测试前进行额外的医学检查和 / 或在运动测试期间进行适当的医务监督。

（2）因为许多代谢综合征患者伴有超重或肥胖，在运动测试时需要考虑相关特点。超重或肥胖患者常伴有低运动能力，因此应采用低起始负荷（如 2~3METs）运动，并且在每个运动阶段少量增加负荷（0.5~1.0METs）。

（3）因为测试中有可能出现血压升高的情况，因此在运动前和运动中必须严格按照规则评价血压。

（二）运动处方

代谢综合症患者的运动处方与向健康成人推荐的有氧、抗阻和柔韧性运动的最低运动处方相似。改善健康体适能的最小剂量体力活动为每周 150min 或 1 周几乎每天进行 30min 体力活动。代谢综合征患者运动处方建议见表 7-7。

表 7-7　代谢综合征患者运动处方

基本作用	降低血压、血脂、血糖及降低体重
运动模式	有氧运动（主要）辅以抗阻训练（形式为低阻力而多重复性的运动）
运动强度	中等强度的有氧运动锻炼，以 50%~70% 1-RM 强度进行抗阻运动。初始的运动训练应从中等强度（如 40%~60% VO_2R 或 HRR）开始，合适时逐渐提高运动强度（如 50%~75%VO_2R 或 HRR），以达到健康状况改善的最佳预期。有研究指出，低强度运动比高强度运动更能有效地降低血压
运动时间	每天 30~60min 持续性或间歇性的有氧运动。抗阻训练应该至少有 1 组，每组重复 8~12 次
运动频率	一周内可以每天进行有氧运动，每周进行 2~3 次的抗阻运动

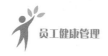

（三）注意事项

由于大部分代谢综合征个体伴有超重和肥胖，他们可以从逐渐增加体力活动水平至每周大约 300min 或每周 5 天且每天 50~60min 的运动中获益。体力活动量可以通过累计若干段、每段至少 10min。对某些个体来说，为了促进或维持体重下降，必须将每天的运动时间增加至 60~90min。

五、骨质疏松症患者运动处方

骨质疏松是以骨量降低、骨组织微细结构破坏为特征，导致骨脆性增加和易于骨折的代谢性骨病。骨质疏松症给社会和患者造成了沉重的负担，特别是股骨骨折，会增加残疾和死亡的危险。经美国骨矿盐研究学会、国际骨质疏松基金会和美国临床内分泌学会的认可，国际临床密度计量学会 2005 年规定，绝经女性和 50 岁以上男性腰椎骨、髋骨、股骨颈骨密度测量值小于等于 -2.5 即为骨质疏松。即使股骨颈骨密度测值在此水平以上，也可能会发生骨质疏松性骨折，特别是老人。

运动锻炼可以增加生长发育期的峰值骨量，减缓由老龄化引起的骨量丢失，通过增加肌肉力量和平衡降低跌倒风险等方面的作用，以减少骨质疏松性骨折的危险。因此，运动锻炼在初级（减少危险因素）和二级（治疗）预防骨质疏松中发挥着重要作用。

（一）运动处方制定前的运动测试

有骨质疏松危险的个体在运动测试中没有禁忌。但是患有骨质疏松症的个体在进行运动测试时应注意以下问题：

（1）走路时会引起疼痛的严重椎骨骨质疏松症患者，在检测时最好选用功率车记功器而不是运动跑台。

（2）椎骨压缩骨折使脊柱缩短，脊柱变形可导致身体重心的前移，重心前移可能会影响在运动跑台步行运动。

（3）虽然没有建立最大肌力测试禁忌的指南，但对骨质疏松症患者来说，可能不适宜进行最大肌力测试。

（二）运动处方方案

对骨质疏松症患者的运动处方推荐分为两类：①有一个以上的骨质疏松危险因素（如低骨密度值、年龄、女性）的个体；②骨质疏松症患者。骨质疏松症患者的运动处方方案如表 7-8 所示。

表 7-8　骨质疏松症患者的运动处方方案

基本作用	增强骨密度，预防骨折发生
运动模式	承重有氧运动（如网球、登楼梯、步行和间歇性慢跑），包含跳跃的活动（如排球、篮球）、抗阻训练（举重）
运动强度	根据骨髓的承受力，从中等（60%~80% 最大力量、8~12 次重复的抗阻训练）增加到大强度（80%~90% 最大力量、5~6 次重复的抗阻训练）
运动时间	每天 30~60min 结合承重有氧运动和抗阻训练
运动频率	每周 3~5 天的承重有氧运动和每周 2~3 天的抗阻训练
特别考虑	进行锻炼肌力运动时避免使用 Valsalva 手法，若静止时收缩压大于 200mmHg 或舒张压大于 110mmHg，则不应进行运动

（三）注意事项

（1）根据骨髓承受力来量化运动强度是很困难的，但是在一些传统方法中（最大心率百分比或最大力量百分比），骨承受力的增加通常是与运动强度的增加平行的。

（2）目前还没有制定有关骨质疏松症患者运动禁忌的指南，一般会给出不引起或不加重疼痛的中等强度的运动处方。骨质疏松症患者应避免爆发性和高撞击性运动，还应避免扭曲、弯曲和挤压脊柱的运动。

（3）骨关节炎或骨质疏松性压缩骨折后的患者，脊柱的骨密度可能显示正常或增加。用腿骨骨密度评定骨质疏松危险比用脊柱骨骨密度更可靠。

（4）无论男性还是女性，随着年龄的增加跌倒的危险都会增加，运动处方中应该包括提高平衡能力的练习。

（5）由于制动和卧床休息可以引起快速、明显的骨质流失，而恢复期骨矿物质含量恢复较差，因此即使是虚弱的老年人，也应该在健康状况允许的情况下保持运动锻炼，以维护骨髓健康。

第三节　体力活动与预防癌症

一、引起癌症发生的主要因素

癌症是否发生，除了体外的致癌因素（包括化学性致癌因素、物理性致癌因素、生物性致癌因素）是重要的条件外，还决定于个体抗癌能力的强弱，具体包

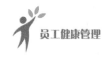

括人的精神状态、营养状态以及内分泌调节等。

引发癌症的内部因素有以下几种：

（1）精神因素。据临床相关资料表明，不少癌症患者都有长期精神上的过度紧张或抑郁等情况。英国学者史诺曾发现，在 250 例癌肿患者中，有 156 例是在癌症发生以前有过严重的精神刺激。癌症的发生与高级神经的过度紧张有关。

（2）饮食习惯。根据流行病研究，一些肿瘤的发生与饮食习惯有明显关系。

（3）免疫能力。大多数人并不发生癌症，有的癌症患者未经治疗却自行消退了，有的癌症患者疾病发展特别慢，有的癌症病人在治疗经过 10 年甚至 20 年后才出现复发。这说明人体有抗癌能力，这种能力有可能将癌细胞控制或消灭掉。现在普遍认为 T 淋巴细胞和免疫球蛋白在肿瘤免疫中起到重要作用。现已发现，有先天性免疫缺陷的人要比正常人容易得癌。因肾移植而长期使用过大量免疫抑制剂的人，得癌的比例几乎比正常人要高出 100 倍。这些事实说明在人体的免疫力下降的情况下容易发生癌症。

（4）内分泌因素。人体内分泌紊乱也是造成癌症发生的内在因素。激素的不平衡可能造成某些激素不断作用于敏感组织，这种超常慢性刺激有可能促发细胞的增殖和癌变。有致癌作用的激素是指能促进组织细胞生长的激素，如卵巢的雌激素、垂体的促性腺激素、促甲状腺激素、生乳素等，而仅影响代谢的激素，如胰岛素、甲状腺素等则无致癌作用。

（5）吸烟。吸烟是引起多种恶性肿瘤的主要、重要危险因素。在我国，80% 以上的肺癌由吸烟引起。我国肺癌超过恶性肿瘤总死因的 20%，而且发病率及死亡率增长最为迅速，是我国的第一大恶性肿瘤。吸烟也是引起口腔癌、喉癌、食管癌及胃癌等的重要危险因素。

（6）遗传因素。在人类肿瘤中，癌症是否能遗传尚未得到肯定的结论。但是有研究资料已证明，有几种肿瘤如视网膜母细胞瘤、结肠息肉综合征、肾母细胞瘤，被认为有明显遗传倾向。对于大多数常见恶性肿瘤，一直未能找出证明遗传因素起作用的论据。

从上述引发癌症的内在因素可以看出，人体内环境的失常是导致癌症发生的重要原因。

二、体力活动与预防癌症的关系

癌症的发生是多因素综合作用的结果。从公共卫生的角度，癌症危险因素中可改变的因素是很重要的，近年来静坐少动行为、体力活动不足与癌症的关系受到极大的关注。因此提倡每周要有 2~3 次，5~10min 的定时定量排汗。在冬天南方长达四个月气温低的寒冷期，若没有一定的运动量和运动强度，锻炼时的人体不容易出汗，因此在冬天要提高运动强度和运动量，才能够做到定时定量排汗。在夏天电力营业厅员工以及行政人员在空调房间里办公，也不易出汗，长此以往会影响身体的免疫力和抵抗力，所以提倡下班后加强体育锻炼，每周要有3~5次，5~10min 的定时定量排汗，所以，要养成良好的行为生活习惯，运动锻炼就像吃饭一样，是生活方式的一部分。

体力活动对预防癌症有以下几个方面的影响：

（一）提高心肺功能

运动时血液循环加快，肺活量增加。一般人安静时每分钟通气量为4~7L，而运动时可达到100L 以上。人在运动时吸入的氧气较安静时多 8~12 倍以上，多吸入的氧使血红蛋白含量明显增多，可将一些致癌物质排出体外，使血液得到"净化"。德国运动医学家研究认为：一个人每天获得氧气量比平时多 8 倍以上，可以预防癌症，即使得了癌症也能延长寿命。墨西哥肿瘤医师通过对 100 例癌症患者 3 年试验观察发现，每天进行 2h 氧气疗法，癌症患者的生存率可以从 32%上升到 88%。

美国有氧中心纵向研究分析了心肺耐力与肺癌、女性乳腺癌等的关系。经过历时 28 年（平均跟踪 17 年）的研究，发现心肺耐力与男性肺癌死亡率成反比。另一项对 14811 名女性的 16 年纵向追踪研究发现，排除一些其他因素，随着女性心肺耐力的增加，其乳腺癌的死亡率依次下降，说明心肺耐力的增强能降低女性乳腺癌的死亡率。这项研究还指出，成年女性只要使心肺耐力达到一个较高的水平（8MET）就可以降低乳腺癌的死亡率。由此可以看出，日常的体力活动非常重要，尤其是对于成年女性来说，更应该重视日常体力活动水平的提高。

（二）减轻体重和肥胖

脂肪是合成前列腺素的主要物质，结肠癌的发生又与前列腺素的形成密切相关。据挪威奥斯陆大学研究人员在 2002 年 7 月公布的研究成果显示，脂肪组织可产生 10~20 种活性物质，其中一些是激素类物质，而这些激素大都是伴随癌症而出现变化的物质，如雌激素就与乳腺癌有关。因此，大约 10% 的癌症与人体内脂肪组织增多有很强关联，这些癌症主要是乳腺癌、前列腺癌、结肠癌和子宫癌。专家认为，增加体力活动和加强运动不仅可以减肥，还可以减小患癌症的风险。此外，运动还能促使体内多余蛋白质转化为糖皮质激素，这类激素具有防癌作用。

（三）肠转运时间的减少

体力活动可以促进人的食欲，增强消化功能，人体必须的营养物质和维生素得到充分吸收和利用，使人体具有对抗癌细胞生存和扩散的能力。体力活动还可

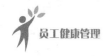

以促进肠蠕动以缩短胃肠排空时间，防止便秘，从而减少肠道对致癌物和胆汁酸的暴露，减少癌症发生风险。

（四）增强免疫功能

科学研究表明，运动会刺激人体内某些激素的分泌，加快骨髓生成白细胞的增殖活力，使血液中的白细胞、淋巴细胞、吞噬细胞（单核及巨噬细胞）和直接杀伤细胞（K细胞）明显增加。一旦体内出现癌细胞，它们能利用吞噬作用很快围攻歼灭癌细胞（一个正常人，自身的免疫功能可以消灭1000个到100万个癌细胞）。免疫功能越强，可以消灭癌细胞的数目就越多。因此体力活动可通过增强免疫功能降低癌症发生的风险。现有证据表明适当强度的体力活动能够加强免疫系统功能，提高免疫监视水平。

美国一位著名肿瘤专家指出"癌症是免疫功能失败的产物，而免疫功能的失败则是在心理平衡被破坏后产生的"。临床发现，运动时大脑会产生引起人体身心愉快的物质内啡肽，可以消除忧愁和烦恼。运动使内分泌系统发生一系列变化，例如中等速度骑自行车，每小时从血液中分泌出的干扰素比不骑车时增加1.2倍，干扰素有抗病毒和抗癌能力，这也是防癌的有利因素。

但是，长期剧烈的运动（如跑马拉松）反而会起到相反的作用，导致暂时性免疫抑制，这种抑制可持续几天至2周。

（五）体力活动的心理健康效益

运动能锻炼人的意志，提高战胜癌症的勇气和信心，信心加运动是癌症患者获得新生的良方。据研究发现，有信心战胜癌症并坚强生活的人大脑中会产生希望和期待的良好兴奋灶。日本"认识生活价值疗法"创始人伊丹医师指出，这种良好兴奋灶通过大脑边缘系统这一本能中枢，传输到植物神经中枢——丘脑下部同激素有关的脑下垂体，使免疫活动增强，异常细胞减少，促使癌细胞退化。日本认识生活价值疗法实践会的3名晚期癌症患者在医生的指导下，以坚强的自信心加刻苦的体育锻炼，终于战胜癌症，获得新生。因此，世界卫生组织防癌中心呼吁各国人民参加适合自己的体育锻炼，以降低癌症的发病率，提高癌症病人的生存率。

综上所述，体力活动本身可以减少一些癌症的风险。这种活动不单指专门的运动健身，也包括人们的日常活动，如游泳、步行、骑自行车、爬楼梯等，这些体力活动是人们生活中的一部分，也是积极防癌的重要环节。因此要鼓励员工参加体育锻炼，每天30min的活动量是最低限度的要求。随着身体适应能力的增加，应做到每天60min中等强度的体力活动或30min较大强度体力活动。

三、如何预防癌症

癌症是由综合因素所导致的，有基因原因，但更多的是生活方式问题。80%的城市癌症的发生和生活方式不当有关，因此完全可以防范。世界卫生组织提出三分之一的癌症可以防范；三分之一的癌症可以通过早期发现得到根治；三分之一的癌症可以运用现有的医疗措施延长生命、减轻痛苦、改善生活质量。

（一）以"同花顺"方式阻击癌症

现已有充分证据表明，癌症的发生就像凑齐了的"同花顺"一样，是多个因素叠加在一起后的恶果。促使癌症发生发展的既有基因因素（如基因偏差及表达的偏弱、偏强等），又有代谢问题（如饮食过剩、膳食结构不良或食物被污染等），还包括过分疲劳、免疫或监视能力低下等诸多问题。所以，癌症早期的酝酿过程，对个人来说也许不一定意识到，但追溯一下病情发展历程，可以发现是诸多因素叠加在一起所造成，到了晚期，才凑成一副"同花顺"牌。因此，防范癌症要从多个环节做起，包括合理饮食，调整代谢，适度体能活动以及养成平时良好的生活方式、良好的心理行为，摒弃抽烟、喝酒等陋习等。也就是说，同样要以"同花顺"的方式来阻断癌症的发生。

（二）管住嘴，可减少 40% 的癌症发生和死亡

由于生活方式巨变，营养不良对世界大多数发达国家和城市人来说已经成为历史。如今的癌症，主因是营养过剩，膳食结构不合理。因此，世界卫生组织总干事长陈冯富珍女士在 2011 年的世界卫生组织国际会议上就强调：中国等发展中国家如果能促使民众管控好饮食，调整好膳食结构，可以减少将近 40% 的癌症发病率和死亡率。

（三）四个调心原则：消解癌症性格

心理及个性因素在癌症发生中起着约 20% 的作用，因此，筑好心理篱笆是防癌工程的重要一环。现介绍四个调心原则，帮助个体消解"癌症性格"。

（1）第一原则：释放压力。人们生活在现实的社会里面，不可能没有压力。有压力要学会及时释放，才能有利于身心健康。否则，日积月累，可能导致癌变。

（2）第二原则：走出抑郁。生活在现实社会中，环境竞争激烈，不认认真真做事，肯定会被社会淘汰、被边缘化。但是，过分认真、事事都一丝不苟，就容易抑郁，抑郁又可以滋生出多种疾病，已有研究证明，抑郁是癌变的催化器。

（3）第三原则：稳定心理，也就是稳定情绪。压力释放、抑郁消解后，个体的情绪就可以慢慢地稳定下来。好的心态，可以使人精力充沛、心情愉快，可以提高生活质量，这样在日常生活中，就会吃得香、睡得好，保证了人体营养的

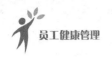

正常吸收，保住了人的体力。那么，身体的免疫力自然就会提高，就可以有效预防癌症。

（4）第四原则：优化个性。有人经常会说：我生性就这样，改不了。人的性格不是不能改，关键在于自身是否意识到，然后努力去改。人的个性无所谓好坏，一旦某种个性影响到健康，就必须更改。所以，优化个性是每个人必需要做的。

（四）适度运动，少生癌症

美国专家曾对某高校 5398 名女性进行健康分析，发现参加运动的女性患卵巢癌、宫颈癌和阴道癌的可能性，比不参加运动的女性低 60%。患乳腺癌的可能性，比不参加运动的女性低 50%。研究表明，每日 30min 以上的有氧运动，有助于降低患癌的风险。2012 年 4 月，美国癌症学会也发布最新指导手册，敦促医生指导患者注重饮食，进行身体锻炼。

（五）多接触自然，助你远离癌

以前，人们几乎时时刻刻都在接触自然，亲密地与自然融汇在一起。而当今社会及科技的发展，导致人们接触到的都是人造环境——人们居住的是装修非常豪华的房间，但很少和自然接触。这些人造的环境，导致人们身体功能的普遍退化、弱化、弱不禁风。长期脱离自然环境，使人们的生存能力、免疫能力大大下降；和人造环境的过多接触，又导致大量有害化工物质不断侵袭人体。因此，今天的人，从某种意义上说，就像暖房里的花朵，尽管很漂亮，然而病虫害却特别严重，不禁风霜，很容易被侵袭。

因此，我们不仅要保护好自然环境，而且要努力地亲近自然，多接触自然，与自然融为一体，这对每个人守住健康、防治疾病、颐养天年来说，都是非常重要的。

附录1 常见化验结果解读

常见化验结果解读见附表1-1~附表1-9。

附表1-1 血液常规主要检验项目解读

项目名称	英文缩写	参考区间	结果解读
白细胞	WBC	（4.0~10.0） $\times 10^9$/L	① WBC 增高： 生理性：常见于妊娠后期、剧烈运动、饱餐或淋浴后、暴热和严寒环境等； 病理性：常见于细菌性感染、中毒、烧伤、大出血、组织损伤、白血病等。 ② WBC 减少： 病理性：常见于伤寒、副伤寒、疟疾、再生障碍性贫血、急性粒细胞缺乏症、脾功能亢进、放射性照射等
红细胞	RBC	男：（4.0~5.5） $\times 10^{12}$/L 女：（3.5~5.0） $\times 10^{12}$/L	① RBC 及 HGB 增高： 生理性：常见于新生儿或高山居住者； 病理性：常见于先天性心脏病、慢性肺脏疾病、脱水等。 ② RBC 及 HGB 降低： 生理性：婴幼儿、妊娠、老年人； 病理性：骨髓造血异常、失血、溶血、贫血等
血红蛋白	HGB	男：120~160g/L 女：110~150g/L	
血小板	PLT	（100~300） $\times 10^9$/L	① PLT 增高： 病理性：常见于急性大出血、原发性血小板增多症、溶血后急性感染、真性红细胞增多症、慢性粒细胞白血病及骨髓纤维化早期等。 ② PLT 减少： 病理性：常见于再生障碍性贫血、原发性血小板减少性紫癜、放射性损伤、急性白血病、骨髓纤维化晚期、系统性红斑狼疮、弥漫性血管内凝血、脾功能亢进等

157

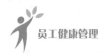

附表1-2 肝脏功能主要检验项目解读

项目名称	英文缩写	参考区间	结果解读
总蛋白	TP	60.0~83.0g/L	①血清总蛋白及白蛋白增高：常见于由于血清水分减少等各种原因导致的血液浓缩（如严重脱水、休克、饮水量不足）、肾上腺皮质功能减退等。②血清总蛋白及白蛋白降低：常见于由于肝细胞功能损害而影响总蛋白与白蛋白的合成、营养不良、蛋白质丢失过多、消耗增加、血清水分增加等。③血清总蛋白及球蛋白增高：常见于慢性肝脏疾病、多发性骨髓瘤、系统性红斑狼疮、慢性炎症与慢性感染等。④血清球蛋白减低：常见于球蛋白合成减少，如3岁以下婴幼儿、免疫功能抑制者等
白蛋白	ALB	34.0~54.0g/L	
球蛋白	GLB	23.0~37.0g/L	
总胆红素	TBIL	1.70~25.5μmol/L	总胆红素增高主要用于判断有无黄疸、黄疸程度及演变过程，还可以根据黄疸程度推断黄疸病因及判断黄疸类型等
丙氨酸氨基转移酶	ALT	0~40U/L	ALT与AST均显著升高，但ALT升高更明显，是诊断急性病毒性肝炎重要的检测手段。但氨基转移酶（简称转氨酶，包括ALT、AST等）的升高程度与肝脏损伤的严重程度无关。患有慢性病毒性肝炎时，转氨酶轻度上升或正常；患有酒精性肝病、药物性肝炎、脂肪肝、肝癌等非病毒性肝病时，转氨酶活性通常正常或轻度上升；患有急性心肌梗死后6~8h，AST增高；患有其他疾病（如骨骼肌疾病、肺梗死、肾梗死、休克及传染性单个核细胞增多症等），转氨酶轻度升高
天门冬氨酸氨基转移酶	AST	0~40U/L	
碱性磷酸酶	ALP	40~150U/L	①生理性增高：常见于生长发育中的儿童和妊娠中晚期的妇女等。②病理性增高：常见于肝胆系统疾病、某些骨骼疾病等

续表

项目名称	英文缩写	参考区间	结果解读
γ-谷氨酰转移酶	GGT	0~58U/L	患有胆道阻塞性疾病时，GGT明显增高；患有脂肪肝、胰腺炎、胰腺肿瘤、前列腺肿瘤等，GGT亦可轻度增高；患有急性和慢性病毒性肝炎、肝硬化、急性肝炎时，GGT呈中等程度升高；患有慢性肝炎、肝硬化的非活动期，GGT正常，患有急性和慢性酒精性肝炎、药物性肝炎时，GGT可呈明显或中度以上升高；当GGT持续升高，则提示病变活动或病情恶化。酗酒者，当其戒酒后GGT可随之下降

附表1-3 肾脏功能主要检验项目解读

项目名称	英文缩写	参考区间	结果解读
肌酐	Cr	44~115μmol/L	①血肌酐增高：常见于各种原因引起的肾小球滤过功能减退，根据血肌酐的增高程度可鉴别肾前性和肾实质性少尿。 ②血肌酐降低：常见于老年人、肌肉消瘦者等
尿素	UE	2.86~8.20mmol/L	①血尿素增高：常见于器质性肝脏功能损害、肾前性少尿（如严重脱水、大量腹水）、蛋白质分解或摄入过多（如急性传染病、高热、上消化道大出血、大面积烧伤、严重创伤、大手术后和甲亢、高蛋白饮食等）。 ②血尿素降低比较少见，常表示严重肝病
尿酸	UA	90~420μmol/L	在禁食含嘌呤丰富食物3天后，排除外源性尿酸干扰的情况下再采血测定血尿酸，血尿酸水平改变较有意义。 血尿酸增高：常见于肾小球滤过功能损伤、遗传性酶缺陷所致的原发性痛风、多种血液病或恶性肿瘤等因细胞大量破坏所致的继发性痛风、长期使用利尿剂和抗结核药吡嗪酰胺、慢性铅中毒和长期禁食者等

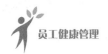

附表1-4 糖代谢及产物、脂类主要检验项目解读

项目名称	英文缩写	参考区间	结果解读
血糖	GLU	3.90~6.10mmol/L	① GLU 增高： 生理性：餐后 1~2h、高糖饮食、剧烈运动、情绪激动等； 病理性：各型糖尿病、内分泌疾病（如甲亢、居然正、胰高血糖素瘤等）、应激性因素（如颅内压增高、颅脑损伤、中枢神经系统感染、心肌梗死、大面积烧伤、急性脑血管病等）、药物影响（如噻嗪类利尿剂、口服避孕药、强的松等）、肝脏和胰腺疾病（如严重的肝病、胰腺癌等）、其他（如高热、呕吐、腹泻、脱水、麻醉和缺氧等）。 ② GLU 降低： 生理性：饥饿、剧烈运动、妊娠期等； 病理性：胰岛素过多（胰岛素用量过大、口服降糖药、胰岛 B 细胞增生或肿瘤等）、对抗胰岛素的激素分泌不足（肾上腺皮质激素、生长激素缺乏）、肝糖原储存缺乏（急性肝坏死、急性肝炎、肝癌、肝淤血等）、急性乙醇中毒、先天性糖原代谢酶缺乏、消耗性疾病（严重营养不良、恶病质等）、非降糖药物影响（磺胺药、水杨酸等）、特发性低血糖等
糖化血红蛋白	HbA1c	4.0%~6.0%	HbA1c 水平高低主要取决于血糖水平、高血糖持续的时间，HbA1c 生成量与血糖浓度成正比。 HbA1c 的代谢周期与红细胞的寿命基本一致，因此其反映了近 2~3 个月的平均血糖水平
总胆固醇	TC	2.30~5.70mmol/L	血中 TC 水平受年龄、家族、性别、遗传、饮食、精神多种因素影响，其值男性高于女性，体例劳动者低于脑力劳动者。 ① TC 增高：常见于由动脉粥样硬化所致的心脑血管疾病、胆汁淤积、高脂血症、糖尿病、长期吸烟者、长期饮酒者、服用某些药物等。 ② TC 减少：常见于甲亢、严重肝病、贫血、营养不良、服用某些药物等

续表

项目名称	英文缩写	参考区间	结果解读
甘油三酯	TG	0.11~2.30mmol/L	TG 受饮食影响大，应空腹 12-16 小时后测定。 ① TG 增高：常见于冠心病、原发性高脂血症、肥胖症、糖尿病等。 ② TG 减少：常见于低脂蛋白血症、严重的肝脏疾病、吸收不良、甲亢等
高密度脂蛋白	HDL-C	0.83~1.97mmol/L	① HDL-C 增高：对防止动脉粥样硬化、预防冠心病有重要作用；可用于评价冠心病的危险性。 ② HDL-C 降低：常见于动脉粥样硬化、糖尿病、肾病综合征、应用某些药物等
低密度脂蛋白	LDL-C	1.90~3.80mmol/L	① LDL-C 增高：与冠心病呈正相关，常见于遗传性高脂蛋白血症等。 ② LDL-C 减低：常见于无脂蛋白血症、甲亢、消化吸收不良等
脂蛋白（a）	LP(a)	0~300mg/L	血清 LP（a）水平的个体差异较大，LP（a）水平高低主要由遗传因素决定，基本不受性别、饮食和环境影响。LP（a）作为动脉粥样硬化的独立危险因子，与动脉粥样硬化、冠心病、心肌梗死冠状动脉搭桥手术后或经皮腔内冠状动脉成形术后再狭窄或脑卒中的发生有密切关系。可将 LP（a）含量作为动脉粥样硬化的单项预报因子，或确定是否存在冠心病的多项预报因子之一。LP（a）增高还可见于 1 型糖尿病、肾脏疾病、炎症、手术或创伤后以及血液透析后等
载脂蛋白 A1	ApoA1	1.20~1.80g/L	① ApoA1 增高：可以直接反应 HDL-C 的水平，因此也可以预测和评价冠心病的危险性。ApoA1 的水平与冠心病发病率呈负相关，而且更精确，更能反应脂蛋白状态，是诊断冠心病的一种叫灵敏的指标。 ② ApoA1 减低：见于家族性低脂蛋白疾病、急性心梗、糖尿病、慢性肝病、肾病综合征和脑血管病等
载脂蛋白 B	ApoB	0.60~1.14g/L	ApoB 可直接反应 LDL-C 水平，所以其增高与动脉粥样硬化、冠心病的发生率呈正相关，ApoB 也是冠心病的危险因素。另外，可用于评价冠心病的危险性和降脂治疗效果等

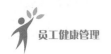

附表1-5　电解质类主要检验项目解读

项目名称	英文缩写	参考区间	结果解读
钾	K	3.50~5.30mmol/L	①血钾增高：常见于摄入过多、排出减少、细胞内钾外移增多、假性高钾等。 ②血钾减低：常见于摄入不足、丢失过多、分布异常、假性低钾等
钠	Na	137.0~147.0mmol/L	①血钠增高：常见于摄入过多、水分摄入不足、水分丢失过多、内分泌病变等。 ②血钠减低：常见于丢失过多、细胞外液稀释、消耗性低钠、摄入不足等
钙	Ca	2.03~2.67mmol/L	①血钙增高：常见于摄入过多、溶骨作用增强、钙吸收增加、肾功能损害等。 ②血钙减低：常见于摄入不足及吸收不良、成骨作用增强、肾脏疾病等
氯	Cl	99.0~110.0mmol/L	①血氯增高：常见于摄入过多、排出减少、脱水、肾上腺皮质功能亢进、呼吸性碱中毒、低蛋白血症等。 ②血氯减低：常见于摄入不足、丢失过多等
磷	P	0.80~1.50mmol/L	①血磷增高：常见于内分泌疾病、排出障碍、吸收增加等。 ②血磷减低：常见于摄入不足或者吸收障碍、丢失过多、转入细胞得等

附表1-6　心肌功能主要检验项目解读

项目名称	英文缩写	参考区间	结果解读
肌酸激酶	CK	25~170U/L	CK水平受性别、年龄、种族、生理状态的影响。男性肌肉容量大，CK活性高于女性；新生儿出生时由于骨骼肌损伤和暂时性缺氧，可使CK增高；运动后可导致CK明显增高，且运动越剧烈、时间越长，CK升高越明显： ①CK增高：常见于急性心肌梗死、心肌炎和肌肉疾病、溶栓治疗、手术等。 ②CK减低：常见于长期卧床、甲亢、激素治疗等
乳酸脱氢酶	LDH	100~240U/L	LDH增高：常见于心脏疾病、肝脏疾病、恶性肿瘤、贫血、骨骼肌损伤等

附表 1-7 乙肝五项常见检验项目组合结果解读

检验项目					结果解读
乙肝表面抗原 HBsAg	乙肝表面抗体 HBsAb	乙肝 e 抗原 HBeAg	乙肝 e 抗体 HBeAb	乙肝核心抗体 HBcAb	
+	−	+	−	+	通常说的"大三阳"，急性或慢性肝炎，有传染性，处于活动期间，提示乙肝病毒（HBV）复制活跃，传染性强
+	−	−	+	+	通常说的"小三阳"，属于慢性携带者，传染性弱
+	−	−	−	+	通常说的"小二阳"，急性乙肝感染阶段或慢性乙肝表面抗原携带者，传染性较弱
−	+	−	−	+	以往感染过乙肝，现在仍有免疫力
−	+	−	+	+	急性乙肝病毒感染恢复期或有既往感染史，少数仍有传染性
−	+	−	+	+	急性乙肝恢复期，以前感染过乙肝，有免疫力
−	+	−	−	−	以往感染过乙型肝炎或接种过乙肝疫苗，接种疫苗后获得性免疫
−	−	−	−	−	过去和现在未感染乙肝
−	−	−	−	+	以往感染过乙肝，但未产生乙肝表面抗体

注　只检测 HBsAg 单独一项且结果呈阳性，常见于乙肝潜伏期或急性期，HBV 所致的慢性肝病、迁延性和慢性活动性肝炎，肝炎后肝硬化或原发性肝癌等。血清 HBsAg 仅为 HBV 携带标志，不能直接反映病毒复制程度、传染强弱及预后等情况，还需要进行乙肝二对半或乙肝病毒 DNA（HBV—DNA）检测。

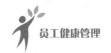

附表 1-8　尿常规主要检验项目解读

项目名称	英文缩写	参考区间	结果解读
尿比重	SG	1.003~1.030	① SG 增高： 生理性：常见于缺水； 病理性：常见于急性肾炎、蛋白尿、糖尿病、休克等。 ② SG 降低： 生理性：常见于大量饮水； 病理性：常见于慢性肾炎、恶性高血压、尿崩症等
尿酸碱度	pH	5.0~9.0	① pH 增高：常见于频繁呕吐、泌尿系统感染、服用重碳酸盐药物、碱中毒等。 ② pH 降低：常见于糖尿病、痛风、酸中毒、慢性肾炎等
尿蛋白	PRO	阴性	① PRO 生理性异常：常见于精神过度紧张、严寒、剧烈运动、高温作业、妊娠期等。 ② PRO 病理性异常：常见于肾炎、肾病综合征等
尿糖	GLU	阴性	① GLU 生理性异常：常见于过量食用糖类食品、妊娠后期、剧烈运动等。 ② GLU 病理性异常：常见于外伤性颅内出血、急性心梗、糖尿病、甲亢、慢性肾炎、肾病综合征等
尿酮体	KET	阴性	① KET 生理性异常：常见于营养不良、饥饿、妊娠、剧烈运动后等。 ② KET 病理性异常：常见于严重酮症酸中毒，急性肠胃炎伴脱水、严重呕吐腹泻、中毒性休克、甲亢等
尿亚硝酸盐	NIT	阴性	NIT 异常，常见于各种杆菌引起的泌尿系统感染、菌尿症、亚硝酸盐导致的食物中毒等。
尿胆原	URO	阴性或弱阳性	URO 异常，常见于某些肝脏疾病，错误输血、严重感染引起的溶血性黄疸等
尿胆红素	BIL	阴性	BIL 异常，常见于某些肝脏疾病、各种黄疸等

续表

项目名称	英文缩写	参考区间	结果解读
尿潜血	BLD	阴性	① BLD 生理性异常：常见于剧烈运动、重体力劳动或久站后等。 ② BLD 病理性异常：常见于肾炎、肾结石、肿瘤、血栓性血小板减少性紫癜、心肌梗死、多发性肌炎等
尿白细胞	IEU	阴性	IEU 异常，常见于各种泌尿系统感染等
尿沉渣红细胞	RBC	男：0~4 个 /μL（0~0.72 个 /HP） 女：0~6 个 /μL（0~1.08 个 /HP）	尿沉渣镜检红细胞检查异常，常见于泌尿系统结石、肾结石、肾炎、泌尿系统肿瘤等
尿沉渣白细胞	WBC	男：0~5 个 /μL（0~0.9 个 /HP） 女：0~10 个 /μL（0~1.8 个 /HP）	WBC 检查异常，常见泌尿系统感染等
尿沉渣上皮细胞	EC	男：0~4 个 /μL（0~0.72 个 /HP） 女：0~8 个 /μL（0~5.04 个 /HP）	尿沉渣中肾小管上皮细胞增多常见于肾小管病变等。尿沉渣中移行上皮细胞增多常见于膀胱炎、肾盂肾炎等。尿沉渣中鳞状上皮细胞大量增多并伴有白细胞，常见于炎症等

附表1-9 便常规主要检验项目解读

项目名称	参考区间	异常结果解读
性状与颜色	黄褐色，柱状、成形、软便	①稀水样便，常见于各种感染或非感染性腹泻； ②米泔样便，常见于霍乱、副霍乱； ③柏油样便，常见于上消化道出血； ④脓血便，常见于阿米巴痢疾、溃疡性结肠炎或直肠癌； ⑤鲜血样便，常见于下消化道出血； ⑥糊状便，常见于过量饮食及消化不良； ⑦黏液便，常见于肠炎

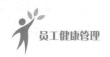

项目名称	参考区间	异常结果解读
粪便显微镜检查	①白细胞偶见； ②红细胞未见； ③上皮细胞偶见； ④食物残渣少量； ⑤脂肪滴小于6个	①白细胞增多，常见于细菌性痢疾、结肠炎等； ②红细胞增多，常见于肠道下段炎症或出血等； ③上皮细胞增多，常见于假膜性肠炎、结肠炎等； ④食物残渣增多，常见于慢性胰腺炎、胰腺功能不全、消化不良、各种腹泻、肠炎等； ⑤脂肪小滴增多，常见于肠蠕动亢进、腹泻、消化不良等
粪便潜血检验	阴性	粪便潜血病理性异常，常见于消化道溃疡、急性胃黏膜损伤、肠结核、溃疡性结肠炎、消化道恶性肿瘤等

附录 2 常见肿瘤标志物中英文名称对照表及主要临床意义

附表 2-1 常见肿瘤标志物中英文名称对照表及主要临床意义

中文名称	英文缩写	主要临床意义
甲种胎儿球蛋白（甲胎蛋白）	AFP	AFP 是肝细胞和生殖细胞肿瘤的标志物，是原发性肝癌最灵敏、最特异的一种指标。AFP 显著升高一般提示原发性肝癌，但未发现与肿瘤大小、恶性程度有关。AFP 中度升高常见于酒精性肝硬化、急性肝炎等。AFP 可用于肝癌的诊断、疗效预后监测，但阴性结果并不能排除原发性肝癌。AFP 还有助于睾丸癌、胃癌、卵巢癌、胚胎性瘤的鉴别诊断
癌胚抗原	CEA	CEA 是乳腺癌、肺癌、胃癌、结肠癌、直肠癌、胰腺癌、胆道肿瘤等诊断和治疗的指标，有助于检测肿瘤的复发，预后判断
糖类抗原 125	CA125	CA125 是上皮性卵巢癌的主要标志物，常用于监控已被诊断为卵巢癌的患者，检测治疗效果及预后。CA125 升高还可见于子宫内膜癌、乳腺癌、胃肠道肿瘤等
糖类抗原 15-3	CA15-3	CA15-3 是检测乳腺癌患者特别是癌转移情况的重要指标，水平异常升高提示乳腺癌的局部或全身复发。CA15-3 升高还可见于肺癌、卵巢癌、胰腺癌、结直肠癌
糖类抗原 19-9	CA19-9	CA19-9 是胰腺癌敏感标志物，有助于胰腺癌的鉴别诊断和病情监测。部分卵巢癌、淋巴瘤、肺癌、胃癌、食道癌和乳腺癌患者 CA19-9 也有升高
糖类抗原 242	CA242	CA242 是一种黏蛋白型糖类抗原，可作为胰腺癌和结肠癌较好的肿瘤标志物，其灵敏度与 CA19-9 相仿，但特异性、诊断效率则优于 CA19-9
糖类抗原 72-4	CA72-4	CA72-4 升高常见于胃肠道癌、卵巢癌、肺癌、胰腺癌、肝硬化、肺病、卵巢良性疾病等
非小细胞肺癌相关抗原 21-1	Cyfra21-1	Cyfra21-1 是非小细胞肺癌最有价值的血清肿瘤标志物，尤其对肺鳞癌的早期诊断、疗效观察、预后监测有重要意义。另外，Cyfra21-1 对恶性胸水、间皮瘤、横纹肌浸润性膀胱癌的敏感性和特异性也较高

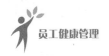员工健康管理

续表

中文名称	英文缩写	主要临床意义
神经元特异性烯醇化酶	NSE	NSE 是监测小细胞肺癌的首选标志物。NSE 升高还常见于神经母细胞瘤、支气管癌、精原细胞瘤、良性肺病和中枢系统疾病
前列腺特异性抗原	PSA	前列腺特异性抗原二项（T-PSA，F-PSA）：PSA 是前列腺疾病的最佳标志物，T-PSA 升高一般提示前列腺存在病变（前列腺炎、良性增生或癌症等）。血清 T-PSA 测定有时不能明确鉴别前列腺癌和前列腺良性增生，F-PSA（游离前列腺特异性抗原）和 T-PSA（总前列腺特异性抗原）联合检测得出的 F-PSA/T-PSA 比值，有利于两者的鉴别。前列腺癌患者的 F-PSA/T-PSA 比值明显降低，前列腺良性增生患者的 F-PSA 显著增高
游离前列腺特异抗原	F-PSA	
鳞状上皮细胞癌抗原	SCC	SCC 常用于子宫颈癌、肺鳞癌、食道癌、肛门癌、皮肤癌、口腔癌等鳞状上皮细胞癌的诊断监测
铁蛋白	SF	SF 升高常见于甲胎蛋白阴性或低值的肝癌、已发生转移的胃癌、肠癌、食管癌、鼻咽癌、白血病缓解期等
β2微球蛋白	β2-MG	β2-MG 与骨髓瘤、恶性血液病（慢粒、淋巴瘤）和多种实体肿瘤（胆管癌、肝癌、胃癌、结直肠癌、食道癌、肺癌、膀胱癌）的发病相关。另外，某些非肿瘤疾病（肾脏疾病、肝炎、肝硬化、风湿性关节炎等）也可致其增高

参 考 文 献

[1] 美国运动医学学会 . ACSM 运动测试与运动处方指南（第九版）. [M]. 王正珍，译 . 北京：北京体育大学出版社，2019.

[2] 张全成，陆雯 . 高级体适能与运动处方 [M]. 北京：国防工业出版社，2013.

[3] 李采丰，孙超 . 健康体适能评定与运动处方制定阐析 [M]. 北京：北京科学出版社，2018.

[4] 王陇德 . 掌握健康钥匙：好习惯与你相伴 [M]. 北京：人民卫生出版社，2017.

[5] 史品高 . 健康人生的四大基石 [M]. 北京：华夏出版社，2018.

[6] 王培玉 . 健康管理学 [M]. 北京：北京大学医学出版社，2018.

[7] 郭清 . 健康管理学 [M]. 北京：人民卫生出版社，2019.

[8] 郭娇 . 健康管理学 [M]. 北京：人民卫生出版社，2017.

[9] Ross Wallker. 健康的五个层次 . [M] 沙珊珊译 . 成都：四川科学技术出版社，2017.

[10] 何裕民，倪红梅 . 你会管理自己的健康吗：何裕民教授健康新宣言 [M]. 上海：上海科学技术出版社，2014.

[11] 做自己的健康管理专家：国家电网员工健康手册 [M]. 北京：中国电力出版社，2015.

[12] 王陇德 . 健康管理师基础知识（第二版）卫生健康行业职业技能培训教程 [M]. 北京：人民卫生出版社，2019.

[13] 张先松 . 强身健美立体健身处方 [M]. 北京：中国地质大学出版社有限责任公司，2011.

[14] 崔绍果 . 员工健康管理 [M]. 北京：北京大学出版社，2017.2.

[15] 钟南山 . 戒烟限酒是健康的重要一环——钟南山谈健康（五）[J]. 当代劳模 . 2015，（06）：59-62.

[16] 周誉，王正珍 . 静坐少动与心血管风险因素 [J]. 中国运动医学杂志，2015，34（08）：804-809.

[17] 中国营养学会 . 中国居民膳食指南 [M]. 北京：人民卫生出版社，2016.

[18] 王广兰，汪学红 . 运动营养学 [M]. 武汉：华中科技大学出版社，2017.

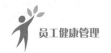

[19] 张学伟 . 中国居民膳食指南 [M]. 北京：中医古籍出版社，2015.

[20] 薛建平，盛玮 . 食物营养与健康 [M]. 合肥：中国科技大学出版社，2017.

[21] 张晔 . 中国居民膳食指南：家庭实用版 [M]. 北京：电子工业出版社，2017.

[22] 李一宁，高兴亚 . 健康生活学与问 [M]. 南京：江苏凤凰科学技术出版社，2016.

[23] 王琳，方子龙 . 运动膳食与营养 [M]. 北京：北京体育大学出版社，2016.

[24] 张冰，仇军 . 运动营养指导 [M]. 北京：清华大学出版社，2007.

[25] 王成德 . 健康的基石: 心理平衡及其策略 [J]. 甘肃联合大学学报 (社会科学版)，2013，29（01）：104-108.

[26] 李红娟 . 体力活动与健康促进 [M]. 北京：北京体育大学出版社，2012.

[27] 杨路亭 . 自然健康手册 [M]. 北京：人民军医出版社，2015.